VIII

RHUMATISMES

RHUMATISME ARTICULAIRE AIGU
PSEUDO-RHUMATISMES
RHUMATISMES CHRONIQUES

LISTE DES COLLABORATEURS

ACHARD........... professeur agrégé à la Faculté de Paris, médecin de l'hôpital Tenon.
AUCHÉ............ professeur agrégé à la Faculté de Bordeaux, médecin des hôpitaux.
BABONNEIX....... ancien interne lauréat des hôpitaux de Paris.
BALLET........... professeur agrégé à la Faculté de Paris, médecin de l'Hôtel-Dieu.
BALZER.......... médecin de l'hôpital Saint-Louis.
BARBE........... chef du laboratoire de dermatologie à l'hôpital Saint-Antoine.
BARBIER......... médecin de l'hôpital Hérold.
BARTH.......... médecin de l'hôpital Necker.
BERNARD (LÉON.) médecin des hôpitaux de Paris.
BEZANÇON....... professeur agrégé à la Faculté de Paris, médecin des hôpitaux.
BOINET......... professeur à l'École de Marseille, médecin des hôpitaux.
BOULLOCHE...... médecin de la maison municipale de Santé.
BOURNEVILLE.... médecin de l'hospice de Bicêtre.
BRISSAUD........ professeur à la Faculté de Paris, médecin de l'Hôtel-Dieu.
BROUARDEL (P.).. doyen honoraire, professeur à la Faculté de médecine de Paris.
CARNOT (P.)..... professeur agrégé à la Faculté de Paris, médecin des hôpitaux de Paris
CARTAZ......... ancien interne des hôpitaux de Paris.
CASTEX......... chargé du cours de laryngologie à la Faculté de Paris.
CHAUFFARD...... professeur agrégé à la Faculté de Paris, médecin de l'hôpital Cochin
CLAISSE (P.)..... médecin de l'hôpital de la Pitié.
CLAUDE......... professeur agrégé à la Faculté de Paris, médecin des hôpitaux.
COURMONT....... professeur à la Faculté de Lyon, médecin des hôpitaux.
DEJERINE........ professeur à la Faculté de Paris, médecin à la Salpêtrière.
DESCHAMPS...... ancien chef de clinique à la Faculté de Paris.
DUPRÉ.......... professeur agrégé à la Faculté de Paris, médecin des hôpitaux.
FOURNIER (L.).... médecin des hôpitaux de Paris.
GALLIARD........ médecin de l'hôpital Lariboisière.
GARNIER (M.).... médecin des hôpitaux de Paris.
GASNE.......... médecin des hôpitaux de Paris.
GAUCHER........ professeur à la Faculté de Paris, médecin de l'hôpital Saint-Louis.
GILBERT........ professeur à la Faculté de Paris, médecin de l'hôpital Broussais.
GOUGET......... professeur agrégé à la Faculté de Paris, médecin des hôpitaux.
GRANCHER....... professeur à la Faculté de Paris, médecin de l'hôpital des Enfants.
GRASSET........ professeur à la Faculté de Montpellier.
GUIART......... professeur agrégé à la Faculté de médecine de Paris.
GUINON (L.)..... médecin de l'hôpital Trousseau.
HALLOPEAU...... professeur agrégé à la Faculté de Paris, médecin de l'hôpital St-Louis.
HAYEM......... professeur à la Faculté de Paris, médecin de l'hôpital Saint-Antoine.
HUDELO......... médecin des hôpitaux de Paris.
HUTINEL........ prof. à la Faculté de Paris, médecin de l'hospice des Enfants-Assistés.
JACQUET........ médecin de l'hôpital Saint-Antoine.
JEANSELME...... professeur agrégé à la Faculté de Paris, médecin de l'hôpital Tenon.
KLIPPEL........ médecin de l'hôpital Tenon.
LABBÉ (MARCEL).. professeur agrégé à la Faculté de Paris, médecin des hôpitaux.
LAMY........... médecin des hôpitaux de Paris.
LANCEREAUX..... prof. agrégé à la Faculté de Paris, médecin honoraire des hôpitaux.
LANDOUZY (L.).... professeur à la Faculté de Paris, médecin de l'hôpital Laennec.
LANNOIS......... professeur agrégé à la Faculté de Lyon.
LAUNOIS......... professeur agrégé à la Faculté de Paris, médecin de l'hôpital Tenon.
LAVERAN......... membre de l'Institut (Académie des sciences).
LE NOIR......... médecin de l'hôpital Saint-Antoine.
LETULLE........ professeur agrégé à la Faculté de Paris, médecin de l'hôpital Boucicaut.
LÉVI (L.)......... ancien interne lauréat des hôpitaux de Paris.
LION........... médecin de l'hôpital de la Pitié.
MARFAN......... prof. agrégé à la Faculté de Paris, médecin de l'hôpital des Enfants.
MARIE.......... professeur agrégé à la Faculté de Paris, médecin de Bicêtre.
MARINESCO...... professeur à la Faculté de Bucharest.
MÉNÉTRIER...... professeur agrégé à la Faculté de Paris, médecin de l'hôpital Tenon.
MERKLEN........ médecin de l'hôpital Laennec.
MÉRY.......... professeur agrégé à la Fac. de Paris, médecin de l'hôpital d'Aubervilliers.
MOSNY.......... médecin de l'hôpital Saint-Antoine.
NETTER......... prof. agrégé à la Faculté de Paris, médecin de l'hôpital Trousseau.
PARMENTIER..... médecin de l'hôpital Tenon.
PITRES.......... professeur à la Faculté de Bordeaux.
RAUZIER........ professeur à la Faculté de Montpellier.
RAYMOND....... professeur à la Faculté de Paris, médecin de la Salpêtrière.
RICHARDIÈRE..... médecin de l'hôpital des Enfants-Malades.
ROGER.......... professeur à la Faculté de Paris, médecin de la Charité.
ROQUE.......... professeur agrégé à la Faculté de Lyon, médecin des hôpitaux.
SAINTON....... chef de clinique médicale à la Faculté de médecine de Paris.
SÉRIEUX........ médecin de l'asile de Villejuif.
SIREDEY (A.)...... médecin de l'hôpital Saint-Antoine.
SURMONT........ professeur à la Faculté de Lille.
TEISSIER (J.)..... professeur à la Faculté de Lyon, médecin des hôpitaux.
THOINOT........ prof. agrégé à la Faculté de Paris, médecin de l'hôpital Saint-Antoine.
THOMAS (A.).... ancien interne des hôpitaux de Paris.
TRIBOULET...... médecin de l'hospice Alquier-Debrousse.
VAILLARD........ directeur de l'École du Service de santé militaire de Lyon.
VAQUEZ........ professeur agrégé à la Faculté de Paris, médecin des hôpitaux.
WIDAL......... professeur agrégé à la Faculté de Paris, médecin de l'hôpital Cochin.
WURTZ (R.)....... professeur agrégé à la Faculté de Paris, médecin des hôpitaux.

VIII

RHUMATISMES

RHUMATISME ARTICULAIRE AIGU
PSEUDO-RHUMATISMES
RHUMATISMES CHRONIQUES

PAR MM.

F. WIDAL, J. TEISSIER et G. ROQUE

Avec 18 figures intercalées dans le texte

PARIS

LIBRAIRIE J.-B. BAILLIÈRE ET FILS
19, Rue Hautefeuille, près du Boulevard Saint-Germain

1906

NOUVEAU

TRAITÉ DE MÉDECINE ET DE THÉRAPEUTIQUE

PUBLIÉ SOUS LA DIRECTION DE

MM. P. BROUARDEL et A. GILBERT

RHUMATISME ARTICULAIRE AIGU

PAR

F. WIDAL

Professeur agrégé à la Faculté de médecine de Paris,
Médecin de l'hôpital Cochin.

CONSIDÉRATIONS GÉNÉRALES ET HISTORIQUE. — Le rhumatisme est resté jusqu'en ces derniers temps une de ces maladies en *isme*, comme disait Lasègue, « sorte de maladie sentimentale, de maladie de flair » comprenant les états pathologiques les plus différents. Dans l'esprit populaire, comme peut-être encore dans celui de quelques médecins, le mot *rhumatisme* s'applique à toute affection articulaire, de même qu'à toute lésion fluxionnaire et passagère ou à toute maladie occasionnée par le froid. La localisation articulaire, la mobilité d'allures, l'origine *a frigore* sont bien en effet l'apanage du rhumatisme vrai, mais combien n'observe-t-on pas d'états morbides qui, tout en présentant un de ces caractères, n'ont rien de commun avec le rhumatisme ? Pourtant la force du mot est telle qu'on le conserve encore pour désigner toute une série d'arthropathies chroniques de nature différente, et quand on eut réussi il y a quelques années à distraire du cadre du rhumatisme aigu toute une variété d'arthropathies infectieuses, il fallut encore maintenir le terme et créer le mot *pseudo-rhumatisme*, sous peine de n'être pas compréhensible. Aujourd'hui, en dépit des tentatives faites pour mettre le rhumatisme articulaire aigu au rang d'un syndrome, symptomatique des infections les plus diverses, nous sommes en mesure de le considérer comme une maladie spécifique parfaitement définie. Si son microbe est encore inconnu, nous attendons sa découverte avec assurance et nous savons du moins qu'il germe avec prédilection sur un terrain spécial, celui de l'arthritisme.

Ce mot *arthritisme* est également un de ceux qui ont le plus prêté à la confusion, sans doute en raison de la diversité des états pathologiques auxquels on l'a appliqué et de l'interprétation différente qu'on en a donné aux diverses époques de la médecine. Il a été pris souvent pour le mot *rhumatisme* ; c'est là une confusion dont il faut se garder, car les deux termes servent à désigner des états distincts, qui ont bien entre eux des affinités, qui se commandent même parfois, mais qui doivent recevoir une définition toute différente. Comme nous ne pouvons parler du rhumatisme sans parler souvent de l'arthritisme, il importe avant tout de nous expliquer clairement sur la signification que nous prêterons à ces deux termes.

Le mot grec ρεῦμα ne s'appliquait nullement, dans l'antiquité, à la maladie que nous appelons aujourd'hui *rhumatisme* ; il signifiait catarrhe, fluxion et était employé pour désigner toute maladie à déplacement d'humeur, tel le simple rhume. Seule la mobilité d'allures de la polyarthrite aiguë fébrile justifie en partie cette étymologie, mais l'usage a prévalu et nous continuerons à la désigner sous le nom de *rhumatisme*.

Le mot ἀρθρῖτις est un des plus vieux de la langue médicale. Sous ce nom commun, Hippocrate et la plupart des médecins de l'antiquité comprenaient le rhumatisme articulaire aigu, le rhumatisme chronique, la goutte. Ils eurent donc le mérite de voir la parenté morbide qui existe entre ces divers états pathologiques, mais ils eurent le tort de l'exagérer et, en proclamant leur analogie, ils consacrèrent une erreur qui se perpétua jusqu'à la fin du xvie siècle. A cette époque, Baillou opéra une révolution en essayant de dégager le rhumatisme du chaos des affections avec lesquelles il était confondu, et un siècle plus tard, Sydenham, puis Cullen distinguèrent radicalement le rhumatisme de la goutte. Ces divers observateurs ont rendu grand service en opérant cette dissociation et en assurant définitivement l'autonomie du rhumatisme articulaire aigu, mais il faut se garder d'oublier que le rhumatisme aigu, le rhumatisme chronique, la goutte ont certaines conditions pathogéniques souvent similaires. Ces diverses maladies sont commandées par un tempérament spécial qui est comme leur trait d'union. On ne raisonne qu'avec les idées de son époque ; aussi, jusqu'en ces dernières années, ne pouvait-on parvenir à dissocier ce qui, chez le même malade, revient au rhumatisme ou à l'arthritisme. Pour saisir l'enchaînement de ce cumul morbide, il a fallu tout d'abord que notre esprit s'accoutumât à l'idée de l'origine infectieuse du rhumatisme articulaire aigu ; il nous a fallu ensuite apprendre qu'une maladie infectieuse évolue souvent sur un terrain prédisposé par l'hérédité, comme la tuberculose sur celui de la scrofule. L'arthritisme est précisément cet état général de l'économie qui prédispose au rhumatisme, comme à la goutte, au diabète, à l'obésité, à la migraine, à l'eczéma, aux épistaxis, aux hémorroïdes, à toutes ces affections que M. Bouchard attribue à un ralentissement de la nutrition et que l'on peut voir évoluer alternativement sur le même sujet ou sur les divers membres d'une même famille. L'arthritisme répond donc bien à la définition que M. Bouchard a donnée de la diathèse : « C'est un tempérament morbide. » Telle est l'idée, je crois, que nous pouvons nous faire à l'heure actuelle sur les rapports du rhumatisme et de l'arthritisme. Gardons-nous cependant d'exagérer la fréquence de ces rapports, et sachons que la polyarthrite aiguë éclate souvent sur un terrain vierge de toute tare diathésique, comme la tuberculose évolue souvent sur un terrain indemne de toute tare scrofuleuse.

C'est seulement vers le milieu du xixᵉ siècle, en 1836, que Bouillaud, armé de l'auscultation due la veille au génie de Laennec, trouva le rhumatisme cardiaque. Le rhumatisme articulaire aigu était dès lors doté d'un *criterium* clinique qui lui manquait encore. Bouillaud, dans la première proposition de la célèbre loi de coïncidence, montra en effet que, pour différencier la polyarthrite aiguë fébrile, il ne fallait plus seulement s'appuyer sur l'étiologie *a frigore*, sur la mobilité et la multiplicité des fluxions articulaires, mais avant tout sur la lésion cardiaque. Cette première proposition ne s'appliquait qu'aux cas de rhumatismes articulaires aigus, graves, généralisés ; aussi le rhumatisme léger, partiel, apyrétique, que visait la seconde proposition de la loi de coïncidence, restait impossible à caractériser en raison de l'absence presque constante de la lésion du cœur, et devait par là même rester longtemps confondu avec la série des arthrites survenant au cours des états infectieux. La preuve s'en trouve dans la longue discussion qui, en 1866, éclata au sein de la Société des hôpitaux à propos du rhumatisme blennorragique.

L'honneur revient à M. Bouchard d'avoir, en 1881, formellement proclamé la nécessité de séparer la polyarthrite aiguë fébrile de ces pseudo-rhumatismes infectieux. « Toutes les maladies infectieuses, a-t-il dit, peuvent présenter parmi leurs manifestations contingentes des déterminations articulaires absolument distinctes du vrai rhumatisme et relevant de l'infection générale de l'économie. »

Cet aphorisme est resté inattaquable ; il a été développé par Bourcy et aujourd'hui les observations cliniques, en se multipliant, sont venues démontrer qu'il n'existe pas de maladie infectieuse qui ne compte des arthrites spécifiques au nombre de ses complications. Presque toujours l'observation clinique et étiologique suffit à établir le diagnostic entre le rhumatisme articulaire subaigu, atténué, et les pseudo-rhumatismes, même lorsque l'infection primitive est assez fruste pour passer inaperçue ; mais, en pratique, on rencontre pourtant quelques cas à ligne de démarcation indécise : la bactériologie est alors aussi impuissante à nous renseigner que la clinique.

Les recherches si nombreuses tentées en ces dernières années dans le but d'éclairer la bactériologie des arthrites rhumatismales ou pseudo-rhumatismales n'ont pas en effet donné les résultats que l'on aurait pu attendre. Nous verrons que les constatations positives faites par divers auteurs, dans quelques cas de rhumatisme articulaire aigu, ne résistent pas à la critique. On peut répéter, avec L. de Saint-Germain (1), que la clinique permet seule, jusqu'à présent, de considérer comme très probable la nature infectieuse du rhumatisme articulaire aigu. Sur la microbiologie des pseudo-rhumatismes infectieux nous sommes un peu mieux renseignés et nous savons surtout que des microbes sont rarement présents au niveau des jointures malades. Si nous exceptons le bacille de la tuberculose, qui occasionne sur les tissus articulaires les lésions caractéristiques de la tumeur blanche, dont la description n'entre pas dans le cadre des pseudo-rhumatismes, nous verrons, en effet, que quatre ou cinq parasites d'infection vulgaire, tels que pneumocoque, staphylocoque, streptocoque, peut-être aussi le bacille typhique, sont à peu près les seuls microbes qui aient jamais été rencontrés. Aussi, en raison de l'absence si fréquente de microbes au niveau des jointures malades, la théorie toxique des arthrites rhumatismales ou pseudo-rhumatismales a-t-elle déjà vu le jour.

Si nous ne connaissons pas encore le microbe du rhumatisme, nous tenons au moins son traitement spécifique. Le salicylate de soude, dont l'usage a été vulgarisé en France par G. Sée, en 1877, a sur la polyarthrite aiguë fébrile une action tellement certaine que son efficacité a même une signification pour le diagnostic.

Nous décrirons spécialement ici le rhumatisme articulaire aigu, franc, généralisé, puis nous en indiquerons les formes frustes et dégradées qui constituent le rhumatisme subaigu. Nous ferons ensuite l'histoire des localisations du rhumatisme sur le cœur, le poumon, l'encéphale, les muscles, etc. Dans un chapitre spécial, nous étudierons les pseudo-rhumatismes infectieux. Quant aux diverses variétés d'arthropathies, décrites vulgairement sous le nom de *rhumatismes chroniques*, elles n'ont de commun avec la polyarthrite aiguë que leur nom et aussi leur origine arthritique ; elles seront décrites à part dans ce *Traité*. Rappelons cependant que, par exception, la polyarthrite peut laisser comme unique séquelle une monoarthrite chronique, mais peut-être ne s'agit-il alors que de pseudo-rhumatisme ; rappelons aussi que le rhumatisme chronique progressif peut procéder parfois par poussées aiguës dont l'identité avec la polyarthrite aiguë reste encore tout entière à démontrer.

ÉTIOLOGIE. — Les recherches déjà tentées pour découvrir le para-

______

(1) L. DE SAINT-GERMAIN, Étude clinique et expérimentale sur la pathogénie du rhumatisme articulaire aigu. Th. de Paris, 1893.

site du rhumatisme articulaire seront exposées dans le chapitre consacré à la pathogénie, et les raisons qui militent en faveur de son existence seront plus compréhensibles après la description clinique de la maladie. Dans l'ignorance où nous sommes de la cause spécifique du rhumatisme, force nous est donc de nous borner à l'étude des causes secondes, telles les causes extérieures relevant du climat, des saisons, des conditions météorologiques, de la constitution médicale, telles encore les causes occasionnelles (refroidissement, fatigue, surmenage, traumatisme), ou les causes individuelles ou prédisposantes, ressortant du tempérament ou de l'hérédité.

Causes extérieures. — **Géographie du rhumatisme**. — Rare dans les climats extrêmes, le rhumatisme est d'autant plus fréquent que l'on observe dans les zones tempérées. C'est une maladie du centre et du nord de l'Europe. Elle représente, d'après Besnier (1), 3 à 4 p. 100 du nombre total des admissions dans les hôpitaux de Paris, et, d'après Newsholme (2), 8,13 p. 100 du nombre total des admissions des hôpitaux de Londres. Certaines contrées privilégiées ne connaissent pas ou connaissent à peine le rhumatisme articulaire, tels le comté de Cornouailles, les îles de Wight et de Guernesey, le canton de Beauraing (en Belgique) dont l'immunité est citée par tous les auteurs.

Kelsch (3) a montré, en s'appuyant sur les statistiques de l'armée française dressées pour la période 1876-1883, que le rhumatisme articulaire est à peu près également répandu dans les principales régions de notre pays. D'après Newsholme, il en serait à peu près de même en Angleterre. Par contre, la morbidité en Algérie et en Tunisie ne s'élève pas à la moitié de celle de la France.

Quelques auteurs ont prétendu que la fréquence du rhumatisme était en certaines régions en rapport inverse avec l'altitude.

Saisons et conditions météorologiques. — Pour certains épidémiologistes les saisons auraient une influence importante sur la genèse du rhumatisme articulaire aigu. Des divergences extrêmes existent cependant entre les diverses statistiques dressées à ce sujet.

La statistique de Besnier, basée sur les admissions dans les hôpitaux de Paris pendant une période de dix ans, montre le rhumatisme articulaire marchant d'un pas à peu près égal pendant toute l'année et ne s'élevant parfois que pendant le mois de juillet, contrairement à l'opinion générale qui considère la saison froide et humide comme la période de prédilection. Le tracé établi pour les hôpitaux de Lyon, en 1872, amène M. Mayet aux mêmes conclusions.

Par contre, les statistiques dressées par Hirsch pour quelques villes du centre et du nord de l'Europe, les faits groupés par John

---

(1) Besnier, *Dict. encycl. des sc. méd.*, art. Rhumatisme, 3e série. t. IV.
(2) Newsholme, Natural History and affinities of rheumatic fever (*British med. Journal*, 9 mars 1895, p. 527).
(3) Kelsch, Traité des maladies épidémiques, t. I, 1894.

Haygarth à Chester, par Fuller à l'hôpital Saint-George, nous montrent le rhumatisme n'affectant nulle part une marche uniforme à travers toute l'année, mais atteignant des maxima au printemps et en hiver, et des minima en automne et en été. La statistique relevée durant neuf ans par Gabbet à l'hôpital de Londres et comprenant un total de deux mille faits s'écarte quelque peu des précédentes. Le fastigium est à la fin de l'automne, puis survient brusquement le déclin, qui se prolonge à travers les mois de décembre, janvier et février.

L'écart de ces diverses statistiques résulte, d'après Kelsch, de la différence des temps et des lieux auxquels se rapportent les observations. D'autre part les statistiques des hôpitaux ne se rapportent qu'à un fragment de la population.

Les observations faites dans les agglomérations militaires ne sont pas passibles des mêmes reproches : « Grâce à la connaissance exacte de leur effectif, la statistique est à même d'exprimer la morbidité, non par le chiffre absolu des malades traités, mais par le rapport de ces derniers à l'ensemble de la population qui les fournit. » Étudiant la marche du rhumatisme dans l'armée française pendant les années 1884-1890, M. Kelsch a pu ainsi s'assurer que les recrudescences annuelles avaient lieu non pas en été, mais dans les derniers mois de l'hiver et dans le commencement du printemps. Ses observations concordent presque intégralement avec celles faites dans l'armée prussienne de 1867 à 1888. En Prusse, la période d'évolution est seulement un peu plus longue qu'en France; elle commence dès le mois d'octobre et ne se termine guère que dans le mois d'août de l'année suivante. M. Kelsch est donc partisan convaincu de l'évolution saisonnière et de la prédominance hiverno-vernale du rhumatisme articulaire aigu. L'évolution annuelle du rhumatisme est uniforme sous les climats les plus divers, et l'on peut dire avec M. Kelsch que « les observations d'ensemble désignent au nord, au centre de l'Europe et jusque dans le bassin de la Méditerranée, la saison froide, humide, marquée par de brusques transitions de l'état atmosphérique, comme la plus favorable au développement de cette maladie ».

Les opinions les plus contradictoires ont été émises sur le rôle dévolu aux divers facteurs météoriques. Tandis que Gabbet et la plupart des médecins anglais voient une corrélation entre la pluie et la fréquence du rhumatisme, Edlefsen et Hirsch soutiennent que l'abaissement du niveau de l'eau tombée favorise le développement de la maladie. Fort pense qu'à Munich le rhumatisme est surtout fréquent dans les mois où les vents sont violents.

L'avenir seul pourra nous renseigner sur la valeur de ces divers facteurs.

Rhumatisme articulaire aigu épidémique. — Son rapport avec le sol et les habitations. — Le rhumatisme peut-il, à la façon de la grippe, acquérir en certaines années une puissance de diffusion et sévir sous forme d'épidémie ? Le nosographe peut-il trouver dans ce fait, s'il existe, une preuve nouvelle de la nature infectieuse de la maladie ? Chomel pensait déjà à la possibilité d'explosions épidémiques. Lebert, de la Harpe, Warrentrap ont cru en observer à Zurich, à Lausanne ou à Francfort. Lange (de Copenhague), en 1886, et Mantle, en 1887, sont revenus sur la question pour soutenir à nouveau que le rhumatisme pouvait, à certaines époques, revêtir l'allure épidémique. Newsholme, étudiant la courbe du rhumatisme relevée depuis trente ans dans différentes contrées d'Angleterre et d'Europe, a soutenu récemment la même opinion. Sans nul doute il est des années et des saisons où nous voyons le rhumatisme augmenter de fréquence dans nos hôpitaux, mais il paraît difficile, sans forcer les faits, de trouver, dans ces poussées accidentelles, l'unité d'origine, la force de généralisation qui caractérisent les épidémies.

Edlefsen a remarqué qu'à Kiel le rhumatisme s'attaquait de préférence à certaines habitations. L'idée de contagion, soulevée déjà par Mantle, a été reprise par Fiessinger qui a vu, à Oyonnax, le rhumatisme rayonner depuis plusieurs années en une dizaine d'habitations. Thoresen (1) aurait vu la transmission se faire, dans un cas, par l'intermédiaire de trois personnes. Feltkamp et Friedlaender soutiennent avoir observé des cas de contagion à l'hôpital.

D'autre part, Pocock (2) et Schaefer (3) auraient relevé un cas de transmission de la mère au fœtus.

Ces observations, encore peu nombreuses, demanderaient confirmation. Jusqu'à présent le caractère contagieux du rhumatisme, dont s'accommoderait si bien la théorie infectieuse, est encore à prouver.

Causes occasionnelles. — Le *froid* doit être mis en tête de la liste des causes capables d'occasionner le rhumatisme. Sur son importance, tout le monde s'entend. Le coup de froid peut frapper brusquement, à la suite d'un séjour sous la pluie, le corps étant en sueur, ou après une nuit passée sur la terre humide ; il peut frapper sourdement et être assez peu intense pour ne pas être senti par le malade ; il peut frapper lentement, à petits coups, par action prolongée, les individus séjournant dans des habitations humides.

Le *surmenage* a été encore invoqué comme un facteur puissant dans la genèse du rhumatisme. Souvent il joint son action à celle du froid, et le rôle particulier de chacun de ces agents reste difficile à déterminer. La fatigue corporelle exagérée ouvrirait la porte au rhumatisme par deux procédés : en irritant mécaniquement les join-

---

(1) Thoresen, On den acute Ledrheumatisme (*Norsk. mag. for Lageridenskaben*, 1879, Bd. IX, p. 327).

(2) Pocock, Case of acute rheum. in a newly-born infant. (*Lancet*, 1882, vol. II, p. 804).

(3) Schaefer, *Berlin. klin. Wochenschr.*, 1886, p. 79.

tures, surtout celles du membre inférieur, par un excès de frottement et de travail qui les place en état d'opportunité morbide ; en jetant dans l'économie les produits de la désassimilation musculaire chargés d'acides ou de leucomaïnes, qui épuisent l'organisme et le prédisposent à l'infection.

L'histoire du rhumatisme dans l'armée allemande pendant la guerre de 1870-1871 montre, dit Kelsch, d'une façon grandiose, le rôle joué dans l'étiologie par le surmenage des articulations. La courbe atteint son maximum pendant la période des opérations actives et des efforts suprêmes, pour fléchir en plein hiver après la signature de l'armistice. Dans les corps d'armée de Manteuffel et de Werder, le nombre des rhumatisants s'éleva d'une façon exceptionnelle pendant les marches forcées opérées dans le but d'arrêter la marche du corps de Bourbaki. C'est peut-être dans les exigences sans cesse croissantes de l'instruction militaire qu'il faut chercher la cause de l'accroissement progressif du rhumatisme signalé depuis vingt ans dans les armées française et allemande (Kelsch).

Le *traumatisme*, déjà invoqué par Brugière, Villeneuve et Scudamore, a été tiré de l'oubli par Verneuil, Charcot et Potain ; il réveillerait surtout les arthropathies chez les individus ayant déjà souffert de poussées rhumatismales. Lorsqu'on parcourt la liste des blessures variées, fermées ou ouvertes, qui ont été accusées par les auteurs de provoquer le rhumatisme, on ne peut se défendre de penser que, parmi les effets du traumatisme, souvent on a dû confondre la polyarthrite aiguë fébrile avec des pseudo-rhumatismes infectieux. Les blessures articulaires sont celles qui favorisent le mieux l'éclosion du rhumatisme. La maladie peut débuter par l'articulation lésée et se généraliser ensuite : telle a été sa marche chez un sujet de M. Potain. Le malade s'étant donné un coup de marteau sur un doigt, en exerçant son métier de serrurier, eut une arthrite phalangienne qui se généralisa à l'articulation symétrique, puis à diverses autres jointures. Le rhumatisme se localise ou prédomine en général du côté du corps qui a subi le traumatisme. Beaucoup de ces rhumatismes, consécutifs à des blessures articulaires, ne sont sans doute que des pseudo-rhumatismes infectieux. Besnier et Senator ont rapporté des cas où l'émotion et la frayeur semblent avoir joué le rôle d'agents provocateurs.

L'action du froid, du surmenage et du traumatisme nous explique pourquoi certaines professions exposent plus particulièrement au rhumatisme. Dans nos hôpitaux, nous voyons le rhumatisme s'attaquer spécialement aux garçons marchands de vins, aux garçons épiciers, aux cuisiniers, aux forgerons, exposés aux brusques changements de température, les uns par leurs continuelles descentes à la cave, les autres par leur approche du feu de la forge ou du fourneau. Les facteurs, les cochers et les employés de chemins de fer, soumis à l'action combinée du froid et de la fatigue, offrent un terrain propice à l'éclosion du rhumatisme.

Pour expliquer l'action du froid, du traumatisme, de l'émotion, on n'a guère encore émis que des hypothèses. Jusqu'à plus ample informé il est plus simple d'admettre que ces diverses causes prédisposent en vertu de l'axiome invoqué par Hanot (1) : « Tout ce qui affaiblit prédispose ».

Causes individuelles. — **Arthritisme**. — Le rhumatisme articulaire aigu est une maladie de jeunesse et de l'âge adulte. Son maximum de fréquence est de quinze à quarante ans, l'âge du maximum d'activité fonctionnelle et de fatigue des articulations, comme dit Hanot. Après quarante ans, la maladie devient rare ; après soixante ans, elle est tout à fait inouïe, dit Bouchard ; entre cinq et quinze ans, elle commence à se montrer ; avant cinq ans, elle est tout à fait exceptionnelle et l'on en compte les observations.

Les deux sexes, comme l'avait dit Bouillaud, sont également prédisposés ; les hommes le sont peut-être un peu plus que les femmes. C'est là ce qui ressort du moins des statistiques de Besnier et d'Edlefsen. D'après Hanot (2), les chiffres relatifs aux sexes varient pour chaque pays, suivant les labeurs plus ou moins rudes que les mœurs leur imposent.

En dehors de ces causes banales, tirées de l'âge et du sexe, n'existe-t-il pas pour certains individus une prédisposition, dont il faut rechercher le secret dans les profondeurs de l'hérédité directe ou de transformation ? Nous touchons ici à un des points les plus controversés de l'étiologie du rhumatisme.

Tout d'abord existe-t-il une transmission héréditaire directe du rhumatisme articulaire aigu ? Les diverses statistiques publiées à ce sujet présentent les écarts les plus inattendus, parce que, pour la plupart, elles ne sont pas comparables, les unes ne tenant compte dans les antécédents des malades que du rhumatisme articulaire aigu, les autres enregistrant toutes les manifestations du rhumatisme chronique et de l'arthritisme. L'hérédité directe a été soutenue surtout par Fuller. Lasègue, nous dit Hanot, avait, pendant plusieurs années, conduit à ce sujet l'interrogatoire de tous les rhumatisants de son service avec la plus habile minutie. Or, sur 145 malades, il ne compta que 22 fois le rhumatisme articulaire aigu chez les parents, soit 15 à 17 p. 100. Si l'on songe que les statistiques de A. Garrod et de Cooke ont montré que chez les malades atteints des affections les plus diverses du rhumatisme on pouvait retrouver le rhumatisme aigu articulaire 21 fois pour 100 chez les ascendants ou les collatéraux, on est conduit à conclure, avec Lasègue

(1) HANOT, Considérations générales sur le rhumatisme articulaire aigu (*Presse méd.*, 2 juin 1894, p. 172).
(2) HANOT, *loc. cit.*

et Hanot, que le rhumatisme articulaire n'est pas plus héréditaire que la pneumonie, l'érysipèle et la fièvre typhoïde.

Ce qui est héréditaire, ce n'est pas le rhumatisme, c'est l'état général, c'est le terrain propice au développement du germe de la polyarthrite, comme à l'éclosion du diabète ou de la goutte. C'est ce que l'on appelait jadis *l'état diathésique*, ce que M. Bouchard a appelé le *trouble nutritif*. Il suffit de relire les statistiques de M. Bouchard (1) pour voir combien, dans les antécédents héréditaires des rhumatisants, on retrouve fréquemment l'obésité, le diabète, la goutte, la lithiase biliaire, toutes affections de la série arthritique. On retrouve également les épistaxis, les hémorroïdes, l'eczéma, la migraine, l'asthme. Ces divers accidents peuvent se rencontrer chez le même individu : tel qui a eu des saignements de nez dans l'enfance, aura la migraine dans l'adolescence, le rhumatisme à l'âge adulte, la goutte à l'âge mûr. On a parlé encore, mais non sans en exagérer la fréquence, du teint spécial du rhumatisant, de sa peau blanche et fine, de ses cheveux blonds ou roux. Combien n'observe-t-on pas, en clinique, de rhumatisants qui n'ont rien de cet aspect ! Pour être fréquent dans les antécédents du rhumatisme, l'arthritisme ne s'y trouve pas d'une façon constante. La polyarthrite aiguë, sachons-le bien, peut éclater sans être aidée par aucune cause prédisposante, mais ses rapports fréquents avec l'arthritisme n'en doivent pas moins être toujours présents à notre esprit. C'est là un fait qui intéresse autant la pratique que la théorie ; il nous enseigne qu'une fois le rhumatisme guéri il faut traiter l'arthritisme pour éviter le retour de poussées articulaires.

Le rhumatisme est en effet une maladie à retour, et quiconque a souffert d'une première attaque est sous l'imminence d'accès ultérieurs. Quelques années se passent en général entre la première et la seconde attaque ; une troisième attaque est déjà plus rare, mais on a pu en compter jusqu'à dix dans toute l'existence. Souvent une attaque subaiguë atténuée succède à une attaque violente ou inversement. Pour expliquer la tendance à la répétition, il est donc inutile, croyons-nous, de se demander, comme l'ont fait Garrod et Œttinger (2), si, après une première attaque et malgré l'absence de poussées articulaires, le malade n'est pas et ne reste pas pendant longtemps un rhumatisant, comme on reste paludéen ou syphilitique après l'accès malarique ou la roséole ; la persistance de l'état de prédisposition, c'est-à-dire de l'arthritisme, suffit à nous expliquer ces retours.

SYMPTOMATOLOGIE. — Le rhumatisme articulaire aigu présente une évolution clinique variant avec son intensité. Il peut être bénin, abortif et sa durée ne dépasse pas alors quelques jours ; il peut être

---

(1) BOUCHARD, Maladies par ralentissement de la nutrition, p. 329.
(2) ŒTTINGER, *Traité de méd.*, CHARCOT-BOUCHARD, t. IV, p. 506, art. RHUMATISME.

intense, généralisé ; il peut être grave, malin, et sa gravité dépend surtout des complications viscérales.

Le rhumatisme aigu polyarticulaire généralisé représente le type le plus normal de la maladie, c'est l'étalon qui doit servir de terme de comparaison pour juger les autres formes ; nous commencerons par sa description, en nous bornant tout d'abord à l'étude des symptômes généraux et de l'arthrite, nous réservant de décrire les complications dans des chapitres spéciaux.

L'évolution du rhumatisme articulaire aigu est celle d'une maladie infectieuse. L'étude du mode de début de l'affection, de l'arthrite, des symptômes généraux nous en convaincra facilement.

MODES DE DÉBUT. — C'est seulement par exception que le rhumatisme débute d'une façon brusque et violente à la façon d'un accès de goutte aiguë.

Parfois des phénomènes locaux, consistant en fatigue musculaire, en douleurs vagues dans la nuque, en lumbago, en pleurodynie, ouvrent la scène. En certains cas, les douleurs sont dès les premiers jours franchement localisées sur les jointures des extrémités, mais sont trop légères pour empêcher le malade de vaquer à ses occupations.

Le début peut enfin s'annoncer par des phénomènes généraux et être marqué d'emblée par un état grave, une élévation considérable de la température, de l'albuminurie, une angine. Ces trois derniers symptômes marchent souvent de pair. La température peut s'élever dès le premier jour à 39°, précéder les manifestations articulaires, si bien qu'une certaine indépendance semble parfois exister entre la fièvre rhumatismale et les arthrites.

L'*angine rhumatismale*, déjà signalée par Stoll, Bouillaud, Trousseau, bien étudiée par Lasègue et par Fernel, a pris en ces temps derniers une grande importance, depuis surtout qu'en pathologie générale cette angine est considérée comme la manifestation clinique de la lutte qui se passe au niveau de la gorge entre les phagocytes et les microorganismes. Aussi cette angine du début a-t-elle été invoquée comme un argument puissant en faveur de la nature infectieuse du rhumatisme articulaire aigu. Son histoire, rajeunie par L. de Saint-Germain (1), présente donc à l'heure actuelle un intérêt tout particulier qui légitime les quelques détails que nous allons donner à son sujet.

D'après L. de Saint-Germain, l'angine du début s'observe au moins dans un bon tiers des cas. La proportion de 80 p. 100 donnée par Kingston Fowler (2) paraît exagérée. Auclair (3), dans un article récent, dit que d'après ses observations l'angine fait rarement défaut.

(1) L. DE SAINT-GERMAIN, *loc. cit.*
(2) KINGSTON FOWLER, *Lancet*, 1880, vol. II, p. 932.
(3) J. AUCLAIR, L'angine du rhumatisme articulaire aigu (*Bull. méd.*, 1894, p. 157).

Sur une série de 18 rhumatisants de mon service, je viens de l'observer dans les deux tiers des cas.

L'angine ne précède que par exception, de huit à dix jours, l'apparition des douleurs articulaires. Dans la règle, elle éclate deux ou trois jours avant la polyarthrite; elle en est alors, comme le disait déjà Lasègue, « la première manifestation, le plus souvent négligée ou méconnue ».

Sous le nom d'*angine rhumatismale*, on avait englobé tout d'abord, non seulement l'angine de la polyarthrite aiguë fébrile, mais encore l'amygdalo-pharyngite simple, érythémateuse, très douloureuse, intéressant les plans musculaires du pharynx et survenant à la suite d'un coup de froid, circonstance suffisante à cette époque pour lui valoir l'épithète de *rhumatismale*. Or, comme l'avait judicieusement observé Lasègue, doit être considérée comme angine rhumatismale, seulement, celle qui a « pour accompagnement obligé un rhumatisme articulaire plus ou moins étendu dont elle est le prélude ».

L'angine survient brusquement par une douleur à la déglutition. Si on peut alors examiner la gorge, voici, dit L. de Saint-Germain, ce que l'on observe : « Une rougeur diffuse couvre les amygdales, le bord libre du voile du palais et la paroi postérieure du pharynx; cette rougeur peut être assez intense, mais, ainsi que l'a fait observer Lasègue, ses limites ne sont pas tranchées, elle va s'atténuant insensiblement jusqu'à la muqueuse normale. Ce même auteur, ainsi que Fernet, a insisté sur une certaine tuméfaction œdémateuse de la muqueuse envahie. Nous avons fait la même observation, mais, dans les cas que nous avons pu suivre, nous n'avons point remarqué que cette tuméfaction prît de fortes proportions. Nous n'avons point vu les amygdales fortement saillantes rétrécir notablement l'isthme du gosier; cette exagération de l'œdème inflammatoire est cependant indiquée dans deux ou trois de nos observations rétrospectives. »

L'angine rhumatismale est presque toujours une angine rouge. L. de Saint-Germain a le premier rapporté quelques observations d'angine à exsudat blanchâtre. Cet exsudat peut siéger sur l'amygdale ou la luette; il a l'aspect d'une fine pellicule opalescente et translucide, facile à détacher avec le pinceau et laissant au-dessous d'elle une muqueuse d'un rouge intense.

L'angine prédomine en général d'un côté et ne s'accompagne que rarement de tuméfaction douloureuse des ganglions sous-maxillaires; elle est loin de s'accompagner toujours de douleurs aussi intenses que l'avaient prétendu les premiers observateurs. L'angine peut passer inaperçue si l'on n'examine pas la gorge méthodiquement, ou si le patient est soumis à l'observation quelques jours après l'éclosion de la maladie. L'angine s'accompagne en général de fièvre, d'albuminurie, de courbature, d'embarras gastrique; elle est le plus souvent localisée à l'isthme du gosier et à la paroi postérieure du pharynx, mais elle peut, dans certains cas, se propager aux trompes d'Eustache et produire des douleurs d'oreilles. L'angine rhumatismale ne disparaît pas brusquement, comme elle a débuté ; elle ne cède pas avec l'apparition des arthrites ; elle ne s'éteint guère qu'après huit jours de durée ; le salicylate de soude ne paraît pas avoir d'action sur elle. Il n'existe guère de relation entre l'intensité de l'angine et la gravité générale de l'attaque rhumatismale.

Lasègue avait bien mis en évidence les différences d'intensité que l'on peut observer dans les rapports du rhumatisme et de l'angine. Il distinguait trois types. Dans le premier, l'angine est adéquate au rhumatisme, elle a même intensité que la poussée articulaire ; dans le second cas, l'angine prédomine sur l'arthropathie ; dans le troisième cas, qui est de beaucoup le plus fréquent, l'angine est insignifiante et ne survient que comme prodrome d'un rhumatisme grave.

On a signalé, à titre d'exception, une paralysie du voile du palais consécutive à une angine grave.

Telle est, résumée en quelques mots, l'histoire de l'angine rhumatismale dont l'étude a été renouvelée en ces dernières années. Est-elle due à une localisation de l'agent pathogène du rhumatisme ou de ses toxines ? est-elle déjà une infection secondaire au début même du rhumatisme ? Autant de questions qui ne pourront trouver leur solution que le jour où l'on sera définitivement fixé sur la cause de la fièvre rhumatismale.

PHASE D'ÉTAT. — L'*arthrite* est le symptôme cardinal du rhumatisme. Elle est caractérisée par les quatre symptômes classiques de l'inflammation dont nous aurons à analyser plus loin les divers degrés d'intensité. Toutes les articulations ne sont pas touchées avec une égale fréquence, et, si une loi absolue ne préside pas à leur envahissement, on peut dire du moins que, dans l'attaque de rhumatisme articulaire franc, elles sont prises le plus souvent d'après un ordre qui est le suivant. Les grandes jointures sont beaucoup plus souvent atteintes que les petites ; celles qui travaillent le plus fournissent fréquemment un terrain tout prédisposé au rhumatisme. Ainsi s'explique la plus grande fréquence du rhumatisme à droite, chez les droitiers. Nombre de cliniciens ont fourni des statistiques indiquant le degré de fréquence avec lequel chaque jointure est touchée par le rhumatisme. La statistique de Monneret, basée sur l'étude de 95 malades, donne par ordre de fréquence la série suivante : genou, poignet, cou-de-pied, épaule, coude, hanche, articulations métacarpo-phalangiennes et, phalangiennes des doigts et des orteils, etc.

D'après la statistique de Lebert, l'ordre est le suivant : genou, cou-de-pied, épaule, poignet, coude, hanche. D'après Hirsch et d'après Stoll, l'articulation du cou-de-pied serait plus fréquemment lésée que celle du genou. Voici la série indiquée par ce dernier auteur, série basée sur l'étude d'un très grand nombre de cas : cou-de-pied, genou, poignet, épaule, hanche, métatarse, coude, métacarpe, orteils, doigts.

D'une façon générale, on peut donc dire que les grandes articulations sont prises de préférence aux petites, celles du membre inférieur de préférence à celles du membre supérieur, mais il n'est pas une articulation qui ne puisse être touchée. Ainsi on a signalé des faits d'arthrite rhumatismale localisée à la symphyse pubienne et même aux articulations du larynx.

Le nombre des jointures affectées pendant la durée d'une attaque varie suivant les cas. Le rhumatisme peut être partiel ou plus ou moins généralisé. En général, la fluxion rhumatismale atteint un grand nombre de jointures, mais elle les touche successivement, en procédant le plus souvent du membre inférieur au membre supérieur. Durant la période d'état d'une attaque de rhumatisme articulaire aigu de moyenne intensité, il n'est pas rare de voir huit ou dix jointures prises à la fois, mais à des degrés divers.

La *mobilité* est un des caractères les plus importants de l'arthrite rhumatismale qui peut disparaître brusquement du jour au lendemain. D'après E. Besnier, la durée de chaque arthrite n'excède pas en général quatre à huit jours. La rapidité de leur évolution est donc un autre de leurs caractères essentiels. Cette rapidité varie cependant suivant que le rhumatisme est partiel ou généralisé. « Toutes choses égales d'ailleurs, dit Bouillaud, le rhumatisme articulaire partiel est plus opiniâtre, plus fixe, plus tenace, plus rebelle que le rhumatisme articulaire général ou généralisé. » Mais il ne faut pas oublier que sous le nom de *rhumatisme partiel*, à l'époque de Bouillaud, on confondait le rhumatisme subaigu et les pseudo-rhumatismes infectieux. Il faut savoir aussi que l'arthrite rhumatismale est moins mobile en réalité qu'elle ne l'est en apparence. Les douleurs peuvent cesser du jour au lendemain et la phlegmasie persister cependant pendant quelque temps encore. Les arthrites laissent parfois après elles des craquements articulaires.

Nous avons dit que l'arthrite rhumatismale présentait tous les caractères des lésions inflammatoires. Son symptôme capital est la *douleur*, rarement modérée, presque toujours très vive, atroce même. La jointure est constamment endolorie, les douleurs peuvent même s'étendre au loin sur le trajet des gaines synoviales ou le long de la diaphyse osseuse, mais les souffrances sont surtout réveillées par la pression et par le moindre mouvement spontané ou communiqué. Les membres ne peuvent même supporter le poids des couvertures et doivent être protégés par des cerceaux. La douleur peut disparaître momentanément, lorsque le membre atteint est dans une immobilité absolue et à l'abri de tout ébranlement. L'immobilité est donc la situation recherchée avant tout par le malade, qui mesure tous ses mouvements et compose toute sa personne, comme le dit Homolle, pour assurer le repos des parties endolories.

Cette immobilité presque nécessaire commande donc l'*attitude*. Instinctivement, le malade recherche le relàchement des muscles et des capsules articulaires dont il souffre. L'attitude du malade est en général la suivante : étendu dans le décubitus dorsal, les jambes fléchies sur les cuisses et les cuisses fléchies et en rotation en dehors, il laisse ses bras écartés du corps, avec les avant-bras un peu fléchis et les doigts écartés les uns des autres. Lorsque les articulations du rachis viennent à être envahies, les douleurs sont tellement atroces que le malade reste immobile comme une statue; il redoute d'uriner ou d'aller à la selle, il n'ose même pas s'endormir, de peur que le moindre sursaut ne le réveille dans des angoisses terribles.

L'attitude des membres supérieurs, telle que nous venons de la décrire, est une attitude de relàchement. Le malade cherche, en effet, instinctivement à détendre ses ligaments et capsules articulaires, c'est-à-dire les parties fibreuses de ses jointures atteintes. Les parties fibreuses et les tendons très riches en filets nerveux sont, en effet, les points les plus sensibles de l'articulation, surtout au niveau de leur insertion osseuse. Les gaines synoviales et les surfaces articulaires, c'est-à-dire les parties vives de l'articulation, sont, au contraire, peu douloureuses. Lasègue avait bien vu cette localisation toute spéciale de la douleur. Il n'y a pas, disait-il, de douleur intra-articulaire dans le rhumatisme aigu, il n'y a que des douleurs extra-articulaires. Il a donné de ce fait clinique la preuve suivante : « Lorsqu'on vient à heurter le lit d'un rhumatisant ; quand, en passant près de lui, on fait vibrer le sol sous ses pas; si, à plus forte raison, on frôle par inadvertance un des membres, cela seul peut suffire pour arracher des cris. Le patient, dans la crainte d'une souffrance plus aiguë, cherche, par une contraction des muscles, à immobiliser les jointures, et dès lors il souffre davantage. Mais, par contre, si vous obtenez qu'il reste absolument passif, s'il est assez intelligent pour savoir mettre ses muscles dans le relàchement complet, si vous lui inspirez assez de confiance pour qu'il se détende, en un mot, vous pourrez alors soulever le membre, fléchir la jointure tout à l'heure si douloureuse, l'étendre, lui faire exécuter une sorte de gymnastique suédoise sans que le malade, étonné, accuse la moindre douleur. »

Lasègue trouvait même dans cette absence de douleur durant la mobilisation de la synoviale un signe différentiel avec les arthrites chirurgicales ou blennorragiques.

La température est de un demi-degré à un degré plus élevée au niveau de l'articulation malade qu'au niveau de l'articulation symétrique du côté sain.

La rougeur des téguments correspond à peu près aux limites de la synoviale malade. Elle se présente sous l'aspect d'une bande rosée marquée surtout au niveau de l'extension, et qui jamais n'est circonscrite par un relief appréciable.

La tuméfaction, comme la rougeur, est proportionnée à l'intensité de l'arthrite; elle est diffuse et à son niveau les téguments sont tendus et luisants.

Des troubles de la *sensibilité cutanée* existent autour de l'articulation malade, et n'ont rien à faire avec la douleur proprement dite de la jointure. Les divers modes de la sensibilité au tact, à la douleur, à la température, à l'électricité peuvent être exagérés ou amoindris. L'état de la sensibilité électrique des téguments au voisinage de 'articulation malade a déjà été l'objet de nombreuses recherches.

Drosdoff, de Beetz, Rosenthal l'avaient trouvée diminuée pendant toute la durée de l'arthrite et avaient même prétendu qu'elle précédait son apparition de deux ou trois jours. Plus récemment, Barbillon (1) a montré que cette sensibilité électrique pouvait être diminuée ou abolie, non seulement au niveau de la jointure malade, mais sur toute la surface du membre atteint.

Cytologie du liquide articulaire. — J'ai montré avec M. Ravaut (2) que l'examen cytologique des sérosités des jointures frappées par le rhumatisme articulaire révélait après centrifugation la présence de polynucléaires neutrophiles en grande abondance, tout comme dans les arthrites blennorragiques. Ces éléments phagocytaires semblent bien être les témoins d'une lutte engagée contre des microbes et leur existence plaide en faveur de la théorie microbienne du rhumatisme.

Dans les hydarthroses consécutives à une fracture de jambe ou à une phlébite, on constate au contraire la présence de lymphocytes en très petit nombre mêlés çà et là à quelques gros éléments uninucléés; dans ces variétés d'arthrites, ces éléments cellulaires sont très rares.

Dans les tuberculoses articulaires, le liquide, en général louche, est très riche en polynucléaires. On a signalé quelques cas d'arthrite tuberculeuse dont le liquide contenait uniquement des lymphocytes. M. Griffon en a rapporté une observation des plus probante.

Symptômes généraux. — La fièvre est la compagne presque inséparable des arthropathies. Variable dans son intensité et sa durée, elle est presque toujours en rapport avec le nombre et la gravité des fluxions articulaires ou le développement des complications viscérales. Cette dépendance n'est pourtant pas constante et l'on voit des cas, rares il est vrai, où la fièvre et les symptômes généraux devancent de quelques jours l'apparition de toute arthropathie.

Un début brusque avec frisson et élévation rapide et considérable de la température s'observe surtout dans les cas où les arthropathies sont

---

(1) BARBILLON, De l'état de la sensibilité dans le rhumatisme articulaire aigu. Th. de Paris, 1887.

(2) WIDAL et RAVAUT, Cytodiagnostic des épanchements sérofibrineux et du liquide céphalo-rachidien, *in* Traité de Pathologie générale de BOUCHARD, t. VI, p. 593.

généralisées d'emblée, et compliquées de lésions viscérales précoces.

Il est exceptionnel que la température atteigne le premier jour 39°,5 ou 40°. En général, elle s'élève graduellement pour atteindre son maximum à la fin du premier septénaire, mais il faut savoir que rien n'est moins régulier que la courbe thermique dans le rhumatisme articulaire aigu : en dépit de l'opinion de Friedlaender, la marche de la maladie n'a rien de cyclique. L'étude de la température peut cependant fournir d'utiles renseignements. Une température très élevée est en général un facteur de gravité, sans qu'il y ait là pourtant une loi absolue. Les exacerbations fébriles apparaissant au cours de la maladie annoncent parfois une invasion nouvelle des arthropathies ou l'apparition d'une complication viscérale. Il faut savoir qu'une recrudescence transitoire a une signification moins fâcheuse et peut reconnaître simplement pour cause un écart alimentaire ou une excitation psychique. Une hyperthermie persistante et croissante, sans rémission matinale, est souvent un signe fâcheux ; elle peut être la première manifestation d'un rhumatisme cérébral. La fièvre rhumatismale revêt en effet rarement le type continu ; presque toujours elle subit des rémissions matinales variant entre 1 degré et 2 degrés. Plus les oscillations sont étendues, moins la température élevée du soir a de signification fâcheuse. Dans les cas moyens, les maxima sont relativement peu élevés. Enfin, dans les cas légers le thermomètre n'atteint que très difficilement le soir 39° et parfois ne dépasse la température normale que de quelques dixièmes de degré. Souvent enfin la courbe présente des irrégularités impossibles à expliquer.

La défervescence brusque est rare ; elle se fait ordinairement d'une façon régulière et la courbe montre à son déclin un abaissement gradué de sa ligne d'ensemble.

La durée de la fièvre n'a pas de limite précise ; l'endolorissement des jointures lui survit en général quelques jours. Si la fièvre persiste après la disparition des arthropathies, il faut en rechercher la cause dans la persistance d'une complication viscérale.

Le *pouls* bat en général de 90 à 120 fois par minute ; il est ample, souvent dicrote et ses variations sont le plus souvent parallèles à celles de la température. Dans la convalescence, le pouls reste fréquent mais sans amplitude, sans force et s'accélère au moindre effort. Les cardiopathies aiguës amènent une accélération du pouls. Quant aux lésions chroniques du cœur, elles déterminent les modifications qui leur sont propres.

Des *sueurs* abondantes et caractéristiques par leur évolution s'observent d'une façon presque constante au cours du rhumatisme articulaire. Elles sont le plus souvent précoces, apparaissent avec les premiers symptômes de la maladie et sont continues et excessives dans les cas graves. Elles n'ont pas le caractère critique, n'amènent aucune sédation dans l'état général et durent autant que la fièvre. Elles perlent en gouttelettes limpides sur la face et les membres et ont une odeur caractéristique, forte et aigrelette.

Ces sueurs sont le plus souvent acides et la cause de leur acidité a été diversement interprétée. Todd incriminait l'acide lactique qui, formé en trop grande quantité dans l'économie, s'éliminerait par cet émonctoire. En raison de ce fait, Todd n'avait pas hésité à considérer cet acide lactique formé en excès comme la cause première du rhumatisme. Or les recherches chimiques de Lehmann n'ont jamais abouti à déceler cet acide dans la sueur des rhumatisants, pas plus que celles de Garrod n'ont permis d'y découvrir l'acide urique dénoncé par Wolff et Starke. Bien plus, cette acidité, consécutive pour une grande part à l'excrétion de la sueur, serait le résultat de fermentations acétique, formique et butyrique aux dépens de détritus et des desquamations épidermiques qui recouvrent la peau des malades.

Ces sueurs par leur abondance irritent la peau et sont, sans nul doute, la cause des éruptions miliaires et des sudamina qui recouvrent si fréquemment les téguments des rhumatisants. L'hyperthermie, les éruptions, les sueurs profuses sont des symptômes marchant de pair dans les cas graves de rhumatisme.

Les *épistaxis* s'observent quelquefois dans le cours de la polyarthrite. Celles du début n'ont aucune signification ; celles de la période tardive seules ont souvent un caractère de gravité.

Les troubles digestifs sont en général peu marqués, l'appétit est diminué, mais non aboli, et la constipation est la règle.

L'urine est rare, son taux ne dépasse pas un litre dans les vingt-quatre heures ; elle est forte en couleur, rouge, dense (1020 à 1030), est plus riche en matériaux solides, sauf en chlorures, qu'à l'état normal, est fortement acide et devient souvent jumenteuse par le refroidissement. L'urée est sécrétée en excès, mais en général l'acide urique est éliminé en proportion ordinaire ; par contre, l'urine laisse souvent déposer des sédiments uratiques. Au déclin de la maladie, l'urine augmente de quantité et ses matériaux reviennent à la proportion normale.

L'*urobilinurie* est très marquée dans le rhumatisme. Elle a été bien étudiée par Hayem et Tissier ; il n'est pas de pyrexie où elle soit plus abondante, sans doute en raison de la déglobulisation intense qui s'observe au cours du rhumatisme.

L'albuminurie, que l'on retrouve environ dans 30 p. 100 des cas, la peptonurie et l'hémoglobinurie rhumatismales seront décrites dans un chapitre spécial.

Le rhumatisant, lorsque la maladie a eu quelque durée, présente en général une anémie profonde des téguments et des muqueuses. Cette anémie intense, qui va progressant jusqu'à la convalescence, contraste avec l'état de la nutrition, en général peu troublée, même en cas de rhumatisme sévère.

L'*anémie* du rhumatisant s'explique par la déglobulisation qui est telle que M. Hayem a pu dire que le rhumatisme était une des maladies les plus déglobulisantes. Plus l'attaque est courte et rapidement enrayée par l'acide salicylique, moins l'anémie est prononcée, si bien, conclut M. Hayem (1), que le degré d'anémie déterminé par le rhumatisme est surtout en rapport avec la durée de l'attaque. Dans les cas franchement aigus, à manifestations articulaires généralisées, la diminution des globules rouges atteint rarement moins de un million. Elle est de 1 500 000 à 2 millions dans les formes trainantes ou à reprises multiples (Hayem).

La réparation sanguine et la crise hématique, c'est-à-dire l'augmentation du chiffre des hématoblastes, corpuscules qui doivent se transformer en globules sanguins, suivent exactement la marche des accidents ou de la température.

D'autre part, le rhumatisme articulaire aigu est, avec la pneumonie lobaire, la maladie, comme dit M. Hayem, qui rend le sang le plus phlegmasique. La coagulation du sang est d'autant plus retardée, le réticulum fibrineux d'autant plus riche et composé de fibrilles d'autant plus épaisses, et le nombre des globules blancs est d'autant plus élevé, que le rhumatisme est plus aigu et plus intense. « Il ressort de mes observations, dit M. Hayem, que ces altérations accompagnent toutes les manifestations du rhumatisme, aussi bien que les inflammations des synoviales articulaires ; de sorte que l'état du sang donne la mesure exacte de l'intensité de la maladie, quel que soit son siège. On ne saurait méconnaître, au point de vue pratique, l'intérêt de cette loi générale qui permet d'affirmer l'existence des lésions rhumatismales en l'absence de toute lésion articulaire. »

Pour en terminer avec les caractères du sang du rhumatisant, rappelons que Déjoux a démontré la diminution de son alcalinité dans le rhumatisme articulaire aigu. Chez un malade de M. Bouchard, mort de rhumatisme cérébral, le sérum sanguin n'exerçait aucune action appréciable sur le papier de tournesol. La réaction acide a été constatée pour les épanchements de genou ou du péricarde. L'acidité des sueurs, dont nous avons parlé plus haut, est connue depuis longtemps. C'est en raison de cette acidité des humeurs que l'on a fait du rhumatisme une dyscrasie acide. On a voulu même spécifier l'acide à incriminer. Nous verrons dans le chapitre consacré à la *pathogénie* ce qu'il faut penser de ces tentatives.

Au cours des attaques persistantes, les muscles voisins des jointures malades s'atrophient. C'est là une complication commune aux arthrites

(1) HAYEM, Du sang, p. 916.

de toute nature et dont la pathogénie est identique. Le développement de ces atrophies musculaires n'est pas subordonné à la violence de l'inflammation articulaire qui les provoque. Elles sont plus fréquentes aux membres inférieurs qu'aux supérieurs ; elles ont en général leur point de départ dans une grande articulation (genou, hanche, épaule), et atteignent de préférence les extenseurs. Elles ne sont dues ni au repos prolongé de l'article, ni à la propagation au muscle du processus inflammatoire ; elles sont très vraisemblablement d'origine réflexe. La lésion articulaire retentirait, par l'intermédiaire des filets sensitifs émanés de l'articulation, sur le centre spinal qui transmettrait l'irritation aux cellules correspondantes des cornes antérieures, d'où atrophie musculaire par modification de l'état dynamique de ces centres moteurs. M. Raymond (1) a donné récemment la preuve expérimentale de cette théorie réflexe imaginée par Vulpian ; il a montré que la section des racines postérieures de la moelle correspondant à l'articulation artificiellement irritée empêchait le développement de l'atrophie musculaire.

Chez le rhumatisant, l'énergie et l'intelligence restent intactes, et ce n'est pas un des caractères les moins curieux de la maladie que de voir un rhumatisant en proie à une fièvre vive et à des douleurs articulaires atroces rester maître de son esprit sans la moindre torpeur intellectuelle, sans excitation psychique, sans même la moindre céphalalgie. On peut dire que le poison rhumatismal, à l'encontre du poison typhique, n'a pas d'action sur les cellules cérébrales. C'est ce fait que Trousseau avait exprimé en langage clinique par cette phrase qui est souvent répétée : « Le rhumatisme n'éveille pas les sympathies cérébrales. »

ÉVOLUTION. — Le rhumatisme articulaire n'a pas, comme nous l'avons déjà dit, l'évolution cyclique que certains auteurs ont voulu lui prêter. Il est difficile de lui assigner une marche définie. Nous nous sommes sans cesse efforcé de prendre comme type de notre description le rhumatisme *articulaire aigu généralisé franc*. En général sa durée est de neuf à douze jours. Dans les types dégradés, la durée peut être beaucoup moins longue et ne pas dépasser trois ou six jours. Dans les formes graves, compliquées, la durée peut être commandée par les localisations viscérales et l'attaque peut se prolonger pendant quarante, cinquante jours et plus.

La chute de la température et la disparition des douleurs sont les plus sûrs indices de la convalescence. Après la défervescence, les articulations atteintes peuvent rester quelque temps raides, tuméfiées et douloureuses. D'autre part, la fièvre peut se rallumer à nouveau et l'on peut assister à l'éclosion de rechutes qui, pour être très bénignes en général, ne présentent pas moins parfois un caractère de haute gravité.

(1) RAYMOND, *Revue de méd.*, 1890, p. 374.

Le rhumatisme n'est pas seulement une maladie à rechutes possibles ; c'est, comme nous l'avons déjà dit, une maladie à récidives dont il est impossible de prévoir les retours (1).

PRONOSTIC. — Le *pronostic* immédiat du rhumatisme articulaire aigu est des plus bénin. La mortalité, d'après la statistique d'E. Besnier, ne dépasse pas 3 à 4 p. 100. La gravité immédiate est commandée par l'hyperthermie et surtout par l'apparition précoce des complications viscérales. Le pronostic du rhumatisme est surtout un prenostic d'avenir. Il découle, avant tout, des complications qui, trop souvent, nous le verrons, font du malade un cardiaque.

DIAGNOSTIC. — Le *diagnostic* du rhumatisme articulaire dans ses formes franches aiguës bien caractérisées est un des plus faciles qu'ait à poser le médecin. Le rhumatisme est aisément dénoncé par les douleurs articulaires, leur généralisation, leur mobilité, voire même par les complications viscérales. Il est des cas cependant où le rhumatisme peut être méconnu ou confondu avec diverses arthropathies ou lésions de voisinage. Les causes de ces erreurs sont souvent difficiles à prévoir ; elles sont commandées par les incidents imprévus de la clinique. Analysons seulement quelques circonstances dans lesquelles elles peuvent être commises.

Dans la période de début, des symptômes généraux très marqués, se manifestant avant ou dès l'apparition des arthropathies, peuvent égarer le diagnostic et faire penser un moment à un début de maladie générale, d'angine, de grippe ou de fièvre typhoïde. L'erreur ne peut être de longue durée ; elle est fatalement redressée par l'apparition des douleurs intenses du rhumatisme.

Certaines localisations du rhumatisme chez l'enfant peuvent encore prêter à l'erreur.

L'ostéomyélite juxta-épiphysaire est encore une affection qui, dans le jeune âge, peut, à son début, donner facilement le change, surtout si elle ne reste pas localisée au voisinage d'une seule jointure. L'intensité de la fièvre, l'état typhoïde où se trouve plongé le malade, la tuméfaction et la fluctuation profondes au niveau des points douloureux sont autant de symptômes faits pour assurer rapidement le diagnostic. Les arthropathies qui peuvent se rencontrer au cours des diverses maladies infectieuses sont en général faciles à dépister. Elles ont des caractères spéciaux, tels que la localisation à une ou quelques jointures seulement, caractères sur lesquels nous reviendrons dans le chapitre consacré aux pseudo-rhumatismes, mais le fait seul de survenir au cours d'un état infectieux préalablement reconnu suffit à mettre sur la voie du diagnostic. Il est même de règle, lorsqu'on se trouve en présence d'un rhumatisme bâtard, survenant chez un individu paraissant en bonne santé, de rechercher cependant la blen-

(1) Voy. p. 14.

norragie, la scarlatine, les oreillons, etc., dans ses antécédents.
Le pseudo-rhumatisme de la blennorragie est celui qui prête le
plus à la confusion. Aussi doit-on, chaque fois que, chez un malade,
on hésite sur la nature d'un rhumatisme, rechercher la blennorragie.
Chez l'homme, si elle existe, elle est facile à découvrir, mais
il faut savoir que l'écoulement peut être tari alors que le pseudo-
rhumatisme est en pleine évolution ; chez la femme, la blennorragie
est plus malaisée à dépister et peut être confondue avec les divers
écoulements internes. Certaines arthropathies des petites filles trouvent leur explication dans la vulvo-vaginite, dont la nature blennorragique fréquente a été démontrée par les recherches de ces dernières années. Les pseudo-rhumatismes suppurent souvent, tandis
que les arthrites rhumatismales vraies ne suppurent jamais. On ne
trouve pas, dans les antécédents personnels ou héréditaires des
malades atteints de pseudo-rhumatismes, toute la série des manifestations arthritiques, goutte, diabète, obésité, eczéma, asthme, épistaxis, migraines, que l'on retrouve si souvent dans les antécédents
des rhumatisants vrais. Enfin le salicylate de soude, qui agit d'une
façon si prompte et si efficace sur les arthrites du rhumatisme, est en
général sans action, comme l'a montré Senator, sur celles des
pseudo-rhumatismes. Le fait que des arthropathies n'ont pas été soulagées par l'action du salicylate tranche le diagnostic en faveur d'un
pseudo-rhumatisme, mais il faut savoir que l'inverse n'est pas toujours
vrai. Le fait que des arthropathies, dont le diagnostic est douteux, ont
été soulagées par le salicylate n'implique pas nécessairement qu'elles
sont de nature rhumatismale, car le salicylate de soude peut influen-
cer favorablement toute une série d'états infectieux.

Le diagnostic des pseudo-rhumatismes est surtout difficile lorsque
la localisation primitive de l'infection n'est pas cliniquement appréciable. Il faut savoir parfois la dépister, au niveau d'une plaie, d'une
suppuration minime, d'un traumatisme léger. C'est ainsi que j'ai vu
récemment, à l'hôpital Beaujon, deux pseudo-rhumatismes à marche
subaiguë évoluer le premier à la suite d'excoriations des membres
inférieurs compliquées de lymphangite ; le second à la suite de larges
placards d'herpès ulcérés de la verge. Une albuminurie abondante, une
fièvre à grandes oscillations, la suppuration sont autant de phénomènes qui mettent sur la voie du diagnostic. La recherche des microbes dans les arthrites malades est d'un faible secours, parce que
le plus souvent, comme nous le verrons, on n'en trouve pas, même
au cours des pseudo-rhumatismes.

D'une façon générale, c'est le rhumatisme subaigu qui prête
plus souvent à la confusion. Entre lui et certaines variétés de pseudo-
rhumatisme, les limites sont parfois indécises, et le resteront tant que
la bactériologie ne nous aura pas renseignés sur le parasite du rhumatisme.

N'oublions pas l'attaque de goutte articulaire aiguë, qui si long-temps est restée confondue en nosographie avec le rhumatisme. Aujourd'hui, le doute ne peut exister que par exception, lorsque la goutte envahit simultanément plusieurs jointures. En général, les antécédents, la présence de tophus, la marche de l'attaque, suffisent pour assurer rapidement le diagnostic qui, s'il restait douteux, trouverait son affirmation dans la découverte d'acide urique dans la sérosité d'un vésicatoire.

L'hystérie, la grande simulatrice, pourrait, d'après des observations récentes, produire des arthralgies ressemblant à celles du rhumatisme. Le Marinel (1) vient de publier à ce sujet des faits curieux. Une jeune hystérique de dix-sept ans, très impressionnée par la lecture d'une lettre dans laquelle est décrite en détails une attaque de rhumatisme subie par un de ses parents, est prise, le lendemain, dans diverses jointures, de douleurs d'une acuité inouïe. Toutes les articulations du corps sont touchées successivement durant quinze jours. La malade reste pendant ce temps immobile, dans le décubitus dorsal, la peau couverte de transpiration, et son état rappelle absolument celui des rhumatisants graves. Deux malades liées avec la première furent atteintes par contagion d'accidents douloureux du même genre, mais plus limités. Les conditions dans lesquelles ces arthropathies étaient survenues suffisaient pour faire le diagnostic; ajoutons que la température était normale et qu'il n'y avait ni rougeur ni gonflement des articulations.

Chez l'enfant, le diagnostic du rhumatisme articulaire peut être entouré de grandes difficultés, et cela pour deux raisons principales : il est si léger qu'il passe souvent inaperçu ; il porte souvent sur les articulations cervicales et cette localisation est une source d'erreurs fréquentes.

Il est souvent si léger que, pour dépister quelques douleurs articulaires chez un enfant atteint d'endocardite ou de chorée, il faut faire subir un interrogatoire minutieux aux parents. Trop souvent, lorsque l'enfant souffre des jointures, on incrimine la croissance, la fatigue ou le surmenage, états qui cependant n'occasionnent guère que des courbatures passagères sans grand état général et surtout sans manifestations cardiaques.

Les difficultés du diagnostic du rhumatisme cervical, déjà signalées par H. Roger, ont été en ces dernières années bien exposées par Grancher (2), Lannelongue (3) et Marfan (4).

« Les deux difficultés véritables, dit Marfan, résident dans le

(1) Le Marinel, *Journal de méd. de Bruxelles*, 1895, n° 22.
(2) Grancher, Rhumatisme cervical chez l'enfant (*Bull. méd.*, 1888, p. 282).
(3) Lannelongue, Arthrite rhumatismale des vertèbres cervicales (*Bull. méd.*, 1894, n° 28).
(4) Marfan, Rhumatisme articulaire aigu chez les enfants et en particulier du rhumatisme cervical (*Journal des praticiens*, 1895).

diagnostic du rhumatisme cervical avec le mal de Pott sous-occipital et le torticolis. Le mal de Pott se distingue par l'absence d'un début brusque, fébrile et douloureux ; il se développe peu à peu, d'une manière insidieuse ; il ne s'accompagne pas de douleurs dans les autres jointures ni de déterminations cardiaques ; en outre, si les mouvements de la tête sont pénibles et difficiles, cependant ils sont possibles à un certain degré et, plus tard, les abcès ostéopathiques rétropharyngiens viennent montrer la nature du mal. »

Quant au diagnostic du rhumatisme cervical avec le torticolis, il semble perdre de jour en jour de son intérêt, puisque l'on admet aujourd'hui que le spasme des muscles du cou est secondaire à des lésions articulaires. M. Lannelongue (1) est revenu récemment sur la question et voici comment il s'exprime à ce sujet : « Le torticolis du sterno-mastoïdien ou des muscles postérieurs n'est pas la maladie véritable qui est une *arthrite cervicale* ; il n'est qu'un symptôme ; elle se déclare et le torticolis se montre. C'est qu'en effet la contraction musculaire joue dans les arthrites du cou un rôle plus considérable, plus en évidence que dans les autres articulations...

« L'attitude déterminée par le torticolis met d'abord sur la voie ; l'examen des jointures peut seul fournir un diagnostic exact. »

Ce rhumatisme cervical est presque toujours unilatéral.

Le rhumatisme cervical de l'enfance peut encore prêter à d'autres confusions. En raison du renversement de la tête en arrière, H. Roger et West ont pu croire à une méningite cérébro-spinale et Homolle a vu le rhumatisme simuler le tétanos, chez un jeune sujet atteint de trismus en même temps que d'opisthotonos, par suite de localisations insolites aux articulations vertébrales et temporo-maxillaires.

ANATOMIE PATHOLOGIQUE. — L'évolution clinique si fugace, si mobile des arthrites du rhumatisme, laisse déjà supposer le caractère superficiel de leurs lésions. Congestion et hyperémie sont en effet les altérations anatomiques que nous allons surtout retrouver au niveau des diverses parties constituantes des jointures malades, en même temps qu'une multiplication spéciale des cellules cartilagineuses, et, encore, les premières de ces altérations ont-elles parfois disparu après la mort.

Étudions ces lésions, telles qu'elles nous ont été décelées par les recherches de Bouillaud, de Lebert, de Hueter, d'Ollivier, de Cornil et Ranvier.

L'*épanchement* qui s'écoule à l'ouverture d'une articulation enflammée est filant, visqueux, semblable à la synovie, mais pourtant plus fluide et plus abondant. On a pu en récolter jusqu'à 50 et 60 grammes dans une grande articulation, comme celle du genou. Ce liquide est

(1) LANNELONGUE, Rhumatisme des articulations vertébrales du cou et torticolis (*Bull. méd.*, 1895, p. 791).

d'une coloration jaune citrin, et en général, au milieu de l'épanchement, nagent des flocons muqueux ou pseudo-membraneux comparés
par Ollivier et Ranvier à des crachats. Ils sont en effet transparents
comme du mucus, ou opaques comme du muco-pus, ou jaunâtres
comme des crachats pneumoniques. Ces flocons sont constitués par
un véritable réticulum de fibrine ou de mucine.

Des cellules arrondies, contenant un ou plusieurs noyaux et parfois même des granulations graisseuses, nagent dans l'exsudat ou
sont emprisonnées dans un réseau muco-fibrineux. Les granulations graisseuses sont parfois si abondantes qu'elles donnent à la
cellule l'aspect d'un corps granuleux. Lorsque ces éléments cellulaires sont nombreux, la synovie présente une légère teinte louche.
Comme la synovie, l'exsudat se coagule quand on y ajoute de l'acide
acétique.

La *synoviale* est injectée ; on voit courir à sa surface des réseaux
capillaires gorgés de sang ; ses franges sont turgescentes et rouges.

Au microscope, les cellules de la synoviale sont de forme sphérique
et présentent des signes de multiplication très marqués. Les noyaux,
disent MM. Cornil et Ranvier, deviennent vésiculeux et montrent un ou
plusieurs nucléoles brillants. Ils sont dans un état de division tel que
l'on en compte parfois de dix à douze par cellule. Autour des noyaux
on observe presque toujours des granulations graisseuses ou des
gouttelettes de mucine. Les noyaux vésiculeux, les nucléoles arron-
dis et réfringents donnent à ces éléments la forme et les dimensions
attribuables autrefois aux cellules du cancer (Cornil et Ranvier).

Si l'arthrite a duré longtemps, le tissu cellulaire et le tissu adipeux
qui entourent la synoviale peuvent présenter tous les caractères de
l'inflammation.

La *surface cartilagineuse* est presque toujours atteinte. « Même
dans les fluxions rhumatismales légères on rencontre, constamment, disent Cornil et Ranvier, des modifications du cartilage diar-
throïdal. »

A l'œil nu, souvent le cartilage paraît normal et l'examen histologique décèle des lésions. Parfois, lorsque les cellules de la couche
profonde sont atteintes, on perçoit un léger dépoli de la surface cartilagineuse, ou même des érosions, et sur la surface apparaissent
de véritables fentes séparant des villosités ou même des lambeaux,
adhérant au cartilage par une de leurs extrémités.

Histologiquement ces lésions constantes du cartilage consistent en
une hypernutrition et une prolifération des cellules cartilagineuses.

Les cellules de la couche superficielle sont les premières atteintes.
Le processus est localisé par îlots et ne s'étend pas à toute la surface
du cartilage. Les cellules de la couche profonde sont seulement
atteintes, et encore par îlots, quand l'arthrite est intense et de longue
durée.

Les capsules cartilagineuses superficielles contiennent à l'état normal une seule cellule, d'ailleurs peu distincte.

Dans l'arthrite rhumatismale, le protoplasma de cette cellule se gonfle, le noyau augmente de volume et devient globuleux, puis se divise entraînant la segmentation du protoplasma. Bientôt une capsule contient plusieurs cellules, puis chaque cellule s'entoure d'une capsule secondaire, de telle sorte que les capsules lenticulaires de la surface, qui, à l'état physiologique, ne renferment jamais qu'une seule masse cellulaire, enveloppent maintenant deux ou un plus grand nombre de capsules secondaires, qui sont devenues globuleuses.

Des capsules lenticulaires superficielles qui, normalement, sont aplaties en séries linéaires, en se remplissant de capsules secondaires constituent des traînées dont la direction est parallèle à la surface.

Les capsules lenticulaires des couches profondes s'allongent et forment, au contraire, des sortes de boyaux perpendiculaires à la surface du cartilage.

En même temps que ce travail s'accomplit, la substance fondamentale du cartilage perd son apparence hyaline; elle se fragmente suivant un plan de clivage parallèle au grand axe des capsules primitives. Il en résulte une segmentation perpendiculaire à la surface pour les couches profondes, et parallèle pour les couches superficielles. Cette fragmentation donne naissance aux fentes que nous avons signalées à la surface du cartilage qui paraît bardé d'incisions. Il y a là, suivant l'expression de Cornil et Ranvier, une sorte d'état pseudo-velvétique.

Les éléments cellulaires du cartilage ont donc dans l'arthrite une activité toute individuelle. C'est là un point qu'ont bien fait ressortir Cornil et Ranvier, et dont l'importance doctrinale est considérable. Il nous enseigne que le système vasculaire ne joue pas le seul rôle dans le processus de l'inflammation, puisque des éléments cellulaires isolés, comme des cellules cartilagineuses, y sont doués d'une activité formatrice.

Telle est la réaction histologique du tissu articulaire vis-à-vis du virus rhumatismal, réaction sans spécificité, nous le répétons, mais qui a bien le caractère de superficialité que l'évolution clinique nous avait laissé supposer.

COMPLICATIONS DU RHUMATISME. — Si l'arthrite est la manifestation la plus fréquente et en même temps la plus flagrante du rhumatisme, elle est loin d'être la seule; on peut même dire qu'elle reste exceptionnellement isolée dans tout rhumatisme de quelque intensité. On pourrait définir le rhumatisme, d'après ses localisations, une maladie générale portant principalement ses coups sur les tissus fibro-séreux. Après les synoviales articulaires, les séreuses du cœur sont le plus fréquemment touchées, puis viennent la plèvre et les méninges. Les parenchymes ne sont atteints que par exception, et encore superficiellement. Les vaisseaux, les muqueuses, la peau, le tissu cellulaire peuvent être, dans quelques cas seulement, l'objet de localisations insolites. Certaines prédispositions individuelles, héréditaires ou acquises, sont parfois prétexte à certaine localisation. Nous verrons, pour ne prendre que cet exemple, le rhumatisme cérébral éclater en général chez les surmenés ou les fatigués du cerveau. Toutes les manifestations rhumatismales, comme l'arthrite, sont de nature essentiellement fluxionnaire. Par contre, au niveau de l'endocarde, l'évolution est toute différente, l'inflammation s'accompagne d'un travail actif de néoformation cellulaire et aboutit lentement et sourdement aux végétations et à la sclérose. C'est ce qui avait déjà fait dire à Chauffard qu'en se fixant sur les séreuses du cœur, l'inflammation rhumatismale perd de sa mobilité, de son inconstance fluxionnaire et de son innocuité relative. Lasègue a exprimé la même idée en un langage imagé, en disant : « Le rhumatisme aigu lèche les jointures, la plèvre, les méninges même, mais il mord le cœur ».

Rhumatisme cardiaque. — 1° *Dans le rhumatisme articulaire aigu, violent, généralisé, la coïncidence d'une endocardite, d'une péricardite ou d'une endopéricardite est la règle, la loi ; la non-coïncidence, l'exception ;*

2° *Dans le rhumatisme articulaire aigu, léger, partiel, apyrétique, la non-coïncidence d'une endocardite, d'une péricardite ou d'une endopéricardite est la règle ; la coïncidence, l'exception.*

Telles sont les deux propositions de la célèbre loi de coïncidence que Bouillaud, auscultant systématiquement depuis 1832 tous les rhumatisants de son service, put formuler en 1836, puis en 1840. La première proposition est restée inattaquable ; la seconde s'applique à des arthropathies de nature différente, car, au temps de Bouillaud, le cadre du rhumatisme articulaire aigu, léger, partiel, apyrétique, comprenait certainement la plupart des pseudo-rhumatismes infectieux.

A la fin du xviiⁱᵉ siècle, Pitcairn et Baillie, et, au commencement du xixᵉ siècle, Odier (de Genève), sir D. Dundas, Wells, Kreysig, Mathey (de Genève) avaient bien entrevu les relations de certaines altérations du cœur avec le rhumatisme, mais ils avaient insisté si peu sur l'importance de ces rapports que ce fut une révolution, lorsque Bouillaud vint à formuler ses lois qui ne furent pas acceptées sans surprise. Beaucoup de ses contemporains, comme en témoigne un *Mémoire* de Valleix, étaient prêts à l'accuser, comme on l'avait fait jadis pour Corvisart, de voir partout des maladies du cœur. Aujourd'hui, la discussion ne porte plus que sur le degré et la fréquence relative des cardiopathies. Sur ce point, les divergences sont grandes, si l'on consulte les diverses statistiques publiées en France ou à l'étranger, et les chiffres oscillent entre 23 et 52 cas de cardiopathies sur 100 rhumatisants.

Même divergence dans la façon d'apprécier la fréquence comparée de l'endocardite et de la péricardite. En faisant la moyenne des diverses statistiques publiées en France et à l'étranger, dit OEttinger, on peut, d'une façon générale, dire que la péricardite s'observe environ dans 10 p. 100 des cas, l'endocardite dans 30 p. 100, l'endo-péricardite 15 fois environ sur 100 cas.

Ces chiffres n'ont qu'une valeur relative et l'on conçoit qu'ils puissent varier suivant les constitutions médicales, suivant la nature des états morbides que les auteurs désignent sous le nom de *rhumatisme*, suivant les signes par lesquels ils établissent l'existence d'une endocardite. Ce n'est pas seulement dans le souffle qu'il faut rechercher, nous le verrons, la présence d'une endocardite, mais surtout dans l'assourdissement des bruits du cœur, comme l'ont montré les travaux de M. Potain.

Il paraît donc inutile d'égarer la question sur des chiffres. Sans aller jusqu'à dire, avec Pidoux, que la cardiopathie est aussi essentielle à la maladie que les arthrites elles-mêmes, nous sommes bien près de penser, avec M. E. Besnier, que le cœur est toujours frappé, à quelque degré, dans le rhumatisme articulaire aigu fébrile.

Pour expliquer les variations de fréquence des cardiopathies survenant au cours du rhumatisme, Besnier et Senator ont invoqué le génie épidémique, d'autres observateurs ont incriminé la prédisposition individuelle. Ainsi on a soutenu (Giovanni, Zaniban) que les cardiopathies s'observaient surtout chez les rhumatisants dont la cage thoracique était courte et grosse.

Le jeune âge est la condition qui favorise le mieux l'éclosion d'une cardiopathie. Claisse, Picot, Cadet de Gassicourt, et la plupart des médecins d'enfants, ont insisté sur ce fait après H. Roger. Chez l'enfant, le rhumatisme articulaire aigu, même lorsqu'il est très léger, se complique souvent de lésions cardiaques, et chez lui on peut voir éclater une endopéricardite à la suite de quelques douleurs de jointures, assez légères pour ne pas l'avoir forcé à prendre le lit. Cette prédisposition de l'enfance pour les cardiopathies n'était pas inconnue de Bouillaud. Dans son esprit, la deuxième proposition de sa loi ne devait viser que les adultes. N'a-t-il pas écrit que le cœur des enfants se comportait comme une articulation ?

Anatomie pathologique. — Le rhumatisme atteint le péricarde, l'endocarde, le myocarde isolément ou simultanément. Les lésions de sa péricardite seront décrites dans ce *Traité* au chapitre consacré à cette localisation.

L'endocardite se localise de préférence sur la face auriculaire de la mitrale et sur la face ventriculaire des sigmoïdes. La tricuspide n'est prise que par exception.

A l'œil nu, la lésion s'accuse par une tuméfaction de la séreuse. Sur le bord libre des valvules apparaissent de petits bourgeons,

souvent de taille exiguë, sous forme de villosités disposées en guir-
landes, recouvertes en général d'une mince couche de fibrine, prête
à se détacher pour former embolie.

Au microscope, ces petites végétations apparaissent constituées
par du tissu embryonnaire et de la fibrine. Leur tissu peut se résoudre, mais souvent il se transforme en tissu fibreux qui rétracte,
déforme les valvules et les lèse d'une façon indélébile.

La plupart des cas d'endocardite végétante ou ulcéreuse, consécutifs au rhumatisme articulaire aigu, mériteraient d'être revisés.

Dans ces cas, parfois les lésions articulaires étaient peu prononcées et il s'agissait d'une septicémie déterminant un pseudo-rhumatisme infectieux, parfois il s'agissait d'un rhumatisme articulaire
vrai compliqué d'une infection secondaire. Leyden (1) a récemment
rapporté des cas d'endocardites ulcéreuses et végétantes qui, pour
lui, seraient vraiment de nature rhumatismale ; cliniquement, elles
évoluent avec des symptômes généraux graves, mais non pas malins
comme ceux qui s'observent dans les endocardites septiques. Sur
les végétations, il trouva un diplocoque spécial très difficile à
cultiver et qu'il considère comme spécifique de l'endocardite rhumatismale.

Une myocardite peut se développer sans endocardite concomitante.
Leyden a encore décrit des cas de myocardites qu'il appelle *fibreuses*,
et qui sont caractérisées par le développement de foyers d'infiltration cellulaire entre les fibrilles musculaires.

MM. Weill et Barjon (2) ont décrit un cas de myocardite ayant
évolué chez un enfant venant de subir deux attaques subintrantes
de rhumatisme. Les symptômes de la cardiopathie avaient été ceux
de l'asystolie ordinaire. Anatomiquement elle était constituée par
une hypertrophie du cœur. Le microscope a montré une lésion
diffuse portant sur la fibre cardiaque et respectant les vaisseaux,
les espaces conjonctifs ou lymphatiques. La multiplication des
fibres musculaires était, en l'absence de graisse et de sclérose,
la seule cause de l'hypertrophie. Le centre des faisceaux pri-
mitifs était rempli par du protoplasme granuleux très faiblement
coloré. MM. Weill et Barjon ne pensent pas que la myocardite
étudiée soit une lésion spécifique du rhumatisme ; ils pensent, et
avec raison, que d'autres infections peuvent également la produire,
mais ils croient que le rhumatisme suffit à créer de toutes pièces
une myocardite parenchymateuse.

Symptômes. — Les cardiopathies peuvent apparaître au cours

(1) LEYDEN, Ueber ulcerose Endocarditis und fibrose Myocarditis in zusammen-
hang mit acutem Gelenkrheumatismus *Deutsche med. Wochenschr.*, 6 décembre
1894).

(2) WEILL et BARJON, Sur un cas de myocardite d'origine rhumatismale chez
l'enfant (*Arch. de méd. expér.*, 1895, p. 205 .

du rhumatisme à des dates variables ; le plus souvent, elles éclatent pendant le premier ou le second septénaire. Souvent elles sont précoces et ne sont pas pour cela toujours symptomatiques de formes graves ; parfois enfin elles surviennent tardivement entre le dixième et le quarantième jour. Les divergences des divers auteurs sur cette date d'apparition s'expliquent par leurs différences d'opinion sur les caractères des signes révélateurs des cardiopathies rhumatismales. La statistique suivante, rapportée par Potain, est celle qui peut le mieux fixer les idées sur cette date d'apparition.

Le début de l'endocardite a été noté par Potain trente-cinq fois. Dans 22 cas, les malades en étaient porteurs à leur arrivée à l'hôpital. Ces malades étaient affectés de rhumatisme : 8 malades depuis moins de cinq jours, 6 depuis moins de dix jours, 8 depuis onze à vingt-quatre jours. Dans les 13 autres cas, les malades présentèrent l'altération des bruits pendant leur séjour : 5 malades dès le lendemain (peut-être était-elle antérieure?), un le quatrième jour, un le sixième jour, un le huitième jour, un le quatorzième jour, deux le dix-septième jour, un le vingt-deuxième jour, un le trente-septième jour.

Graves, Stokes, Trousseau, Jaccoud ont signalé des cas d'endocardite préarthropathique, précédant les douleurs articulaires de quelques jours. On a même décrit, surtout chez l'enfant, une endocardite et une péricardite rhumatismales sans détermination articulaire. Elles doivent être très rares et le plus souvent les douleurs ont dû exister, mais très atténuées.

Péricardite. — La péricardite existant à l'état isolé est relativement rare, se révèle par des palpitations, par de la douleur précordiale exagérée à la pression, par de la gêne de la déglutition et par la série des autres symptômes qui seront décrits à l'article Péricardite.

Le bruit de frottement localisé est le signe caractéristique de la péricardite sèche. Cette péricardite sèche disparaît en général au bout de quelques jours. La péricardite avec épanchement est beaucoup plus rare. J'en ai cependant observé un cas récemment. L'épanchement, qui atteignait au moins un litre, persista plusieurs semaines.

La péricardite chez l'enfant est la lésion cardiaque de beaucoup la plus fréquente : elle aboutit souvent à la symphyse. L'asystolie progressive est presque forcément liée chez l'enfant à une symphyse cardiaque, comme l'ont montré les recherches de Roger et de Cadet de Gassicourt. Dans un cas, cependant, ce dernier auteur a vu l'asystolie se dérouler chez un enfant et n'a pas constaté de symphyse cardiaque à l'autopsie. Dans le cas de Weill et Barjon, la myocardite s'était révélée symptomatiquement par des phénomènes d'asystolie. Ce sont là des faits d'exception. J'ai eu l'occasion de pratiquer trois fois l'autopsie d'enfants asystoliques, et dans ces trois cas j'ai trouvé des lésions de symphyse cardiaque (1).

L'endopéricardite est assez souvent observée en clinique. On trouve alors, à l'examen du cœur, des signes d'endocardite surajoutés aux symptômes de péricardite.

Endocardite. — L'endocardite est la complication de beaucoup la plus fréquente chez l'adulte. Les statistiques tendent à prouver que 40 p. 100 des endocardites rhumatismales sont l'origine des cardiopathies chroniques. Si l'endocardite passe souvent inaperçue à ses débuts, c'est que souvent elle évolue à bas bruit, sans trouble apparent. La persistance de l'état fébrile après la disparition des arthropathies, la précipitation des battements du cœur et les palpitations sont autant de symptômes faits pour attirer l'attention du côté du cœur, mais ces symptômes font souvent défaut, et en les attendant pour poser un diagnostic on laisserait le plus souvent évoluer la lésion cardiaque sans la reconnaître. Le seul moyen pour éviter de passer à côté d'elle est d'examiner chaque jour le cœur des rhumatisants.

Quels sont les signes d'auscultation qui vont permettre d'affirmer l'endocardite aiguë? Sur ce point les opinions diffèrent. Cette question de sémiotique est une de celles qui ont été le plus discutées. Pour beaucoup de cliniciens, la présence de bruits de souffle suffit à établir le diagnostic. C'est l'opinion courante soutenue par MM. Bucquoy, Peter, Constantin Paul, Jaccoud. « L'endocardite aiguë simple, dit M. Jaccoud, est caractérisée par l'apparition rapide ou brusque des phénomènes d'auscultation et de percussion qui sont propres aux lésions valvulaires chroniques. »

Cette opinion n'est pas celle de Potain. « Il faut chercher, dit-il, le vrai signe de l'endocardite aiguë dans les modifications du timbre et de la sonorité des bruits normaux du cœur. » Bouillaud et Piorry avaient déjà parlé de l'assourdissement et de l'obscurité des battements cardiaques. Potain ne nie pas, comme nous allons le voir, que l'apparition des bruits de souffle dans le cours du rhumatisme articulaire aigu ne doive pas appeler l'attention sur la possibilité d'une endocardite au début, « mais ces bruits de souffle, dit-il, n'ont aucun rapport avec ceux que l'on constate dans les lésions chroniques ». Je me retranche derrière l'opinion de ce maître et je suivrai la description qu'il a donnée (2).

Commençons par la modification du timbre et de la sonorité, signes cardinaux de l'endocardite aiguë.

L'*assourdissement* des bruits normaux a été noté par Potain, chez la moitié des rhumatisants, au moment de leur entrée à l'hôpital, quoique, chez un certain nombre d'entre eux, le rhumatisme

(1) F. WIDAL, *Bull. de la Soc. anat.*, 1885.
(2) POTAIN, Endocardite rhumatismale aiguë (*Clinique de la Charité*, p. 158).

ne remontât pas à plus de cinq jours. Nous nous sommes expliqué plus haut sur la date d'apparition de l'endocardite.

Le bruit aortique est à peu près aussi altéré que le bruit mitral. On trouve les deux bruits altérés à la fois, à peu près aussi souvent qu'un seul.

Cette altération des bruits se produit le plus souvent d'une façon assez soudaine, du jour au lendemain. Ce phénomène n'est pas susceptible de mesure exacte : « C'est le souvenir du bruit de la veille qui permet surtout de juger l'altération que ce bruit a subie au moment où on le perçoit. Toutefois on trouve souvent, en ce qui concerne le bruit aortique, un moyen assez précis de juger le degré d'altération qu'il a subi : c'est de le comparer au bruit pulmonaire. Tandis que celui-ci reste clair et net, l'autre par comparaison s'éteint et s'assourdit de plus en plus. »

L'altération du bruit présente des degrés ; il peut être légèrement éteint, voilé, très assourdi, parfois tout à fait indistinct.

La durée du phénomène est très inégale. Dans quelques cas, où il avait apparu et avait cessé pendant que les malades étaient en observation à l'hôpital, Potain a pu indiquer que sa durée a été de deux à vingt-cinq jours. Par contre, un malade a pu quitter l'hôpital au soixante-dixième jour, n'éprouvant plus aucun malaise, mais conservant encore l'un des deux bruits très assourdi.

La décroissance du phénomène s'opère en général lentement et progressivement, et parfois par oscillations.

Le bruit, avant de reprendre son timbre doux et éteint, acquiert souvent une dureté inaccoutumée. Il devient comme parcheminé et le caractère qu'il prend en ce cas est un singulier mélange de dureté et d'effacement, qu'on ne pourrait guère indiquer qu'en le comparant au bruit qu'on ferait en frappant sur un tambour très tendu et recouvert d'un crêpe. Le phénomène passe donc presque régulièrement par les trois périodes de bruit éteint, bruit éteint et dur, et bruit dur, pour retourner finalement à l'état de bruit normal.

Les modifications du bruit nous permettent ainsi, dit Potain, de suivre la série de transformations du tissu valvulaire, beaucoup mieux que l'anatomie pathologique ne peut le faire. Au début, le bruit s'éteint, parce que les valvules sont boursouflées et épaissies par les exsudats et les éléments migrateurs qui les infiltrent. Plus tard, le bruit devient dur et sec lorsque, le boursouflement ayant disparu, la valvule devient dure et comme fibreuse.

Des *bruits de souffle* apparaissent chez un tiers environ des sujets dont les bruits sont ainsi altérés (Potain). Sauf les cas où il existait manifestement une lésion organique antérieure, ces souffles présentent le caractère des bruits cardio-pulmonaires. Ils siègent dans les points de la région précordiale où l'on n'entend presque exclusivement que des bruits extracardiaques (région préventriculaire gauche, région préinfundibulaire, région parapexienne) ; ils sont de plus mésosystoliques, doux, superficiels, et n'ont rien des souffles qui prennent naissance dans les orifices.

Ces souffles cardio-pulmonaires ne sont pas sans relations avec l'endocardite. Il y a souvent rapport entre leur apparition et l'assourdissement des bruits normaux. Ils sont souvent les conséquences de l'endocardite, sans doute par l'intermédiaire des modifications apportées au mode de contraction du cœur, mais ils n'en sont pas la conséquence forcée.

Ces souffles anorganiques sont donc des signes d'avertissement ; ils peuvent bien faire présumer l'existence de l'endocardite, puisqu'ils lui sont souvent associés ; mais leur présence ne suffit pas, à elle seule, pour établir ce diagnostic. Si chez un rhumatisant l'on entend un bruit de souffle quel qu'il soit, il faut toujours rechercher s'il n'est pas en rapport avec une affection valvulaire antérieure. « Si l'on reconnaît, dit Potain, qu'il y a une lésion orificielle, on peut être certain que celle-ci remonte à une époque antérieure à la maladie actuelle ; car, comme je l'ai dit, les affections qui suivent l'endocardite aiguë ne se constituent que lentement, vers le trentième, le quarantième ou le cinquantième jour de la maladie. Mais lorsqu'on a constaté l'existence d'une affection valvulaire ancienne, il reste encore la possibilité d'une nouvelle endocardite surajoutée aux lésions préexistantes. Or, je ne connais guère, en clinique, de question plus délicate que celle-ci, et si nous n'avions pas pour la résoudre ce caractère si spécial de l'assourdissement des bruits du cœur dans l'endocardite aiguë, je ne sais si nous serions jamais en mesure d'arriver à un diagnostic précis. » Cette endocardite aiguë se termine de beaucoup le plus souvent par résolution et cette terminaison est plus fréquente aujourd'hui qu'elle ne l'était autrefois.

Tels sont les principes qui, d'après l'enseignement de Potain, doivent présider à l'examen du cœur chez le rhumatisant. Nous les avons exposés avec quelque développement, parce qu'à leur connaissance se rattache une question de pronostic et de traitement de la plus haute importance. Si, à aucun moment, on n'a entendu des bruits de souffle, si les bruits normaux sont restés clairs et bien frappés, on peut être assuré que la maladie sera guérie avec les arthropathies et qu'elle ne laissera aucune séquelle sur le cœur. Si l'auscultation révèle l'endocardite, il faut instituer le traitement avant que les lésions valvulaires soient irréparables, et ne pas attendre l'apparition d'un souffle organique manifeste.

Déterminations vasculaires. — Le rhumatisme articulaire, comme tant d'autres infections, doit parfois toucher les artères, mais jusqu'ici, en dehors des lésions de l'orifice aortique, il n'existe pas d'observation incontestable d'artérite rhumatismale.

La question de la *phlébite rhumatismale* a été récemment bien mise au point par Vaquez (1), dans son travail sur la phlébite des membres.

Bouillaud a décrit le premier la phlébite rhumatismale, mais, comme dit Vaquez, il fut en même temps cause que plus tard on nia cette affection, car la plupart de ses observations ne concernent pas le rhumatisme aigu. Trousseau et Peter en 1864, Empis en 1868, ont rapporté des cas probants de phlébite rhumatismale. En 1884, Schmitt (2) établit la réalité et, en même temps, la rareté de la phlébite rhumatismale. Il reprend toutes les observations et n'en conserve que quinze comme documents réellement authentiques. De Saint-Germain en a récemment rapporté dans sa thèse une observation très nette.

La phlébite rhumatismale peut apparaître dans les cas graves comme dans les cas légers et revêtir les formes les plus diverses. Elle peut simuler la *phlegmatia alba dolens*, et laisser pendant longtemps le membre œdémateux et variqueux, par suite de l'oblitération d'un gros tronc veineux. Vaquez a vu une gène fonctionnelle considérable du membre inférieur, avec varices, persister chez un homme six ans après le début d'une phlébite rhumatismale de la fémorale.

La phlébite rhumatismale peut, d'autre part, présenter dans son allure la plus grande analogie avec les phlébites multiples, très infectieuses. La preuve en est dans l'histoire du malade de Trousseau. Dès le début de l'affection, les veines du mollet, du bras, les sinus, les veines jugulaires, furent prises successivement, sans que l'oblitération définitive se constituât sur aucune de ces veines.

Ces deux formes sont rares et, le plus habituellement, le rhumatisme frappe les veines d'une façon plus légère. « Il choisit un segment veineux, superficiel le plus souvent, et il ne l'oblitère pas ; il frappe autour de la veine, plus encore peut-être qu'en dedans ; il détermine des troubles douloureux mais passagers et il menace rarement (3). »

Aux membres inférieurs, le rhumatisme semble se localiser surtout sur les saphènes (observations de Lannois et de Lebreton). La phlébite est alors accusée par un œdème léger des membres inférieurs avec traînées rosées superficielles, au niveau de la veine. Ces signes locaux disparaissent en général au bout de dix à quinze jours.

Les complications graves sont exceptionnelles. L'embolie pulmonaire n'a jamais été signalée et les troubles nerveux ou trophiques persistent rarement.

Déterminations pleuro-pulmonaires. — Les manifestations pleuro-pulmonaires du rhumatisme sont, après les manifestations

(1) VAQUEZ, Phlébite des membres (*Clinique de la Charité*, 1894, p. 839).
(2) SCHMITT, De la phlébite rhumatismale. Th. de Paris, 1884.
(3) VAQUEZ, *loc. cit.*, p. 841.

cardiaques, les plus fréquentes. Les autres localisations sur les voies respiratoires, le coryza, la laryngite, la trachéo-bronchite peuvent s'observer dans les quelques jours qui précèdent l'attaque, mais elles sont en général d'un intérêt secondaire. La laryngite surtout est rare. M. Raymond a, pourtant, rapporté une observation de laryngite grave compliquée de troubles de la déglutition et d'une dyspnée telle que la trachéotomie dut être pratiquée. Les arthropathies, qui avaient disparu au moment où la dyspnée éclatait, réapparurent à nouveau, lorsque la respiration devint normale.

Manifestations pulmonaires. — Les manifestations pulmonaires portent essentiellement dans leurs caractères cliniques l'empreinte rhumatismale : semblables aux localisations articulaires par leur évolution et leur mobilité, elles en ont aussi, au point de vue anatomique, la nature congestive, comme en font foi les quelques autopsies qui ont pu être pratiquées. La congestion à divers degrés d'intensité ou d'étendue, telle est la manifestation presque unique du rhumatisme sur le poumon. On conçoit à la rigueur que la pneumonie puisse, à titre d'infection secondaire, venir compliquer un rhumatisme comme elle complique tant de maladies infectieuses, et cependant cette complication doit être rare, ainsi qu'en témoigne l'absence d'autopsie avérée. Pourquoi donc vouloir créer, comme on l'a fait, une forme pneumonique de la maladie, lorsque la forme prétendue telle ne présente, comme nous allons le voir, ni la symptomatologie, ni l'évolution, ni la lésion de la pneumonie ? Je pense que la classification des manifestations pulmonaires dans le rhumatisme doit rester telle qu'elle a été formulée magistralement par M. Bernheim (1) en 1877. Nous la suivrons dans notre description et, comme lui, nous étudierons la congestion pulmonaire aiguë généralisée, la congestion pulmonaire avec troubles fonctionnels, la congestion latente reconnaissable seulement à la percussion et à l'auscultation.

Les accidents pulmonaires apparaissent le plus souvent pendant le cours du rhumatisme articulaire, marchent de pair ou alternent avec les arthropathies, mais ils peuvent apparaître à son déclin ou le précéder de quelques jours. Lebreton (2) a rapporté dans sa thèse quelques faits intéressants de cette congestion préalable. On a décrit également une forme de pneumopathie existant en tant que manifestation isolée et en dehors de toute arthrite, mais comment faire alors la preuve de sa nature rhumatismale ? Cette forme doit entrer, croyons-nous, dans le groupe encore confus des congestions dites *arthritiques*.

Congestion pulmonaire aiguë généralisée. — Le tableau cli-

(1) Bernheim, Des congestions pulmonaires dans le rhumatisme articulaire aigu (*Leçons de clin. méd.*, 1877, p. 494).

(2) Lebreton, Manifestations pulmonaires chez les rhumatisants et les arthritiques. Thèse de Paris, 1884.

nique est analogue à celui qui a été décrit en ces dernières années dans l'œdème suraigu du poumon des brightiques ou des aortiques. L'œdème pulmonaire, combiné à la congestion, doit dans cette forme jouer le rôle principal, d'où le nom de *forme œdémateuse* qui lui a été donné par quelques auteurs. Ces cas d'œdème suraigu sont exceptionnels ; des observations en ont été rapportées par Aran, par Charcot, et surtout par M. Bernheim qui, le premier, a fait une bonne étude d'ensemble de cette forme. Ces congestions pulmonaires surviennent tout d'un coup, sans signes précurseurs, dans le cours d'une attaque aiguë ou subaiguë, et peuvent entraîner la mort du malade avec une rapidité extrême.

Brusquement survient une dyspnée intense, les extrémités se refroidissent et se cyanosent ; le pouls devient petit, fréquent, à peine appréciable, et en quelques minutes ou quelques heures le malade meurt avec de l'écume sanguinolente à la bouche. L'auscultation ne révèle dans ces cas que des râles petits et gros de bronchite disséminée.

D'autres fois, l'œdème suraigu n'apparaît pas du premier coup. La congestion est d'abord localisée à l'un des sommets, dit M. Bernheim, puis s'étend à toute l'étendue de l'un ou des deux poumons. Surviennent alors la dyspnée, la cyanose, les râles généralisés, une expectoration abondante de crachats aérés, spumeux, parfois striés de sang et la mort par asphyxie.

Congestion pulmonaire partielle avec troubles fonctionnels. — Elle est accusée par une toux souvent répétée, par de l'oppression, par une expectoration tantôt visqueuse, tantôt abondante, blanche et muqueuse. « Le signe physique, souvent le premier constaté à l'examen du thorax, dit M. Bernheim, est une diminution de sonorité à l'une des régions pulmonaires, soit dans une base, soit, et cela fréquemment, à l'un des sommets, sous la clavicule ou dans une fosse sus-épineuse. Cette localisation au sommet de la matité ou de la submatité, si manifeste que, quand nous l'observâmes la première fois, elle nous donna l'idée d'induration tuberculeuse, cette localisation est remarquable ; elle est presque spéciale à la congestion rhumatismale, car la congestion hypostatique et cardiaque débute toujours dans les régions déclives. » Cette zone de submatité peut passer d'un côté à l'autre et suivre la marche capricieuse de toutes les déterminations rhumatismales.

À son niveau, on perçoit à l'auscultation d'abord un affaiblissement du murmure vésiculaire, puis une respiration rude, soufflée, avec retentissement de la toux et de la voix ; si la congestion devient plus intense, on peut entendre enfin au même niveau des râles secs, ronflants et sibilants, et même des râles humides, muqueux et sous-crépitants, lorsque la muqueuse bronchique est enflammée. Ces signes sont plus fixes et plus persistants. Parfois les symptômes

articulaires s'amendent. à mesure que les symptômes pulmonaires
s'accentuent, mais c'est là un fait qui est loin d'être constant. Cette
variété de congestion se termine le plus souvent par la guérison.

C'est cette forme qui a le plus fréquemment été décrite par
les auteurs. sous le nom de *pneumonie rhumatismale* : elle n'en
présente. nous le répétons. ni la sémiologie. ni l'évolution. Déjà
Lebreton [1], dans sa thèse. a montré. en s'appuyant sur l'anatomie
pathologique. pourquoi cette dénomination manquait de justesse.
Les rares autopsies qui ont pu être pratiquées n'ont montré que des
lésions de congestion et d'œdème.

Nous ferons seulement remarquer que la localisation de la congestion au sommet. si bien décrite par M. Bernheim. n'est pas spéciale
au rhumatisme. On l'observe au cours d'autres maladies infectieuses
et en particulier de la fièvre typhoïde. Nous l'avons observée plusieurs fois dans cette dernière maladie. où elle se traduisait également par de la matité sous-claviculaire. de la respiration rude et
soufflante. par des râles sous-crépitants et même par des râles à
grosses bulles humides. semblables aux râles cavernuleux. On
conçoit combien dans ces cas le diagnostic doit être difficile avec
la phtisie aiguë, surtout lorsque ces signes restent installés dans la
même région. Dans un de nos cas, la découverte du bacille d'Eberth
dans le sang de la rate a pu seule trancher le diagnostic. qui s'est
trouvé confirmé par l'évolution de la maladie terminée par la guérison.
Le fait que chez nos typhiques la congestion du sommet s'accompa-
gnait presque toujours du râle humide à timbre cavernuleux ne doit
pas nous surprendre. La bronchite est si fréquente au cours de la
dothiénentérie qu'elle fait. pour ainsi dire, partie de la sémiologie
de la maladie et l'on comprend que des sibilances et des ronchus à
timbre humide soient toujours là prêts à être transmis à l'oreille avec
exagération. lorsqu'ils viennent à être recouverts par une plaque de
congestion pulmonaire.

Congestion pulmonaire latente. — Elle est sans doute la plus
fréquente. Elle évolue sans troubles fonctionnels. sans toux, sans
expectoration, sans oppression : seules la percussion et l'auscultation
méthodiques la font reconnaître. De la matité une respiration tantôt
obscure, tantôt légèrement soufflante. quelques râles muqueux fins.
quelques sibilances ou quelques ronchus. tels sont les signes qui, en
général, la caractérisent.

Pour que les manifestations pulmonaires ne passent pas inaperçues,
il faut donc percuter et ausculter le poumon des rhumatisants.
comme on ausculte leur cœur. et savoir faire le départ des localisations pulmonaires qui. chez eux. sont si souvent sous la dépendance
d'une lésion cardiaque.

---

(1) LEBRETON. *loc. cit.*, p. 24.

Pleurésie rhumatismale. — La pleurésie peut apparaître au cours du rhumatisme en tant que manifestation viscérale unique, mais le plus souvent elle survient lorsque l'endocarde et notamment le péricarde sont touchés. Existe-t-il une pleurésie rhumatismale isolée, survenant en dehors de toute autre manifestation viscérale ou articulaire ? Lasègue le croyait, mais la preuve ne pourra en être faite que le jour où nous connaîtrons l'agent pathogène de la maladie. La pleurésie gauche est plus fréquente que la droite, en raison précisément des rapports anatomiques de la plèvre gauche avec le péricarde. D'après les statistiques, les deux plèvres seraient touchées à peu près dans la moitié des cas.

La pleurésie rhumatismale se présente en général suivant un type particulier qui a été bien étudié par Lasègue. « Le processus anatomique de cette pleurésie, a-t-il écrit (1), est absolument identique à celui de la fluxion rhumatismale des jointures : les mêmes tissus sont envahis dans les deux cas, et ils le sont dans le même ordre. » Qu'est-ce, en effet, que la plèvre si ce n'est la synoviale de l'articulation du poumon et du thorax ? Or, de même que le rhumatisme d'une articulation débute par le tissu fibreux périarticulaire, pour se généraliser ensuite à la synoviale, de même dans la pleurésie rhumatismale la localisation se fait d'abord « dans le tissu fibreux si abondant qui tapisse la face profonde de la cavité thoracique, et qui forme au-dessus de la plèvre pariétale une surface nacrée presque continue ». Le nom de *pleurésie fibreuse* donné à la pleurésie rhumatismale est donc une dénomination fort juste.

Avant tout, la maladie débute par un point de côté extrêmement douloureux. Il n'est pas circonscrit, comme celui de la névralgie intercostale ; il existe dans deux, trois ou quatre espaces. « La douleur s'exagère par la pression, par les mouvements du malade, par les fortes inspirations, en d'autres termes par tous les actes qui sollicitent l'intervention des muscles thoraciques. Il s'agit là bien évidemment d'une douleur de la paroi, et la meilleure preuve, ajoute Lasègue, c'est qu'elle disparaît presque complètement lorsqu'on immobilise le thorax par un bandage de corps très serré. » Cette douleur si intense n'est-elle pas l'analogue de celle que nous avons décrite dans les tissus fibreux qui entourent une articulation frappée de rhumatisme ?

L'épanchement, d'après Lasègue, ne surviendrait que quelques heures après le point de côté. Les signes sont ceux de tout épanchement pleural ; dans aucun cas, cependant, le souffle voilé et l'égophonie ne se rencontrent avec un tel degré de netteté. La disposition topographique de cet épanchement est pourtant toute particulière. Le liquide étant enkysté, au fur et à mesure de sa formation, par une

____

(1) LASÈGUE, Les pleurésies (*Études médicales*, t. II, p. 879).

exsudation néomembraneuse, se collecte à la partie postérieure du thorax où il reste invariable dans sa forme et sa situation. C'est ce que Lasègue appelait la *pleurésie en galette*, par opposition à la *pleurésie tournante* qui est susceptible d'envahir indifféremment toutes les régions de la poitrine.

L'épanchement est en général peu considérable, décroît aussi rapidement que celui d'une arthrite rhumatismale et, en général, a disparu au bout de trois à huit jours. La guérison survient alors, à moins que l'autre côté ne se prenne. Cette bilatéralité de l'épanchement, qui est presque la règle, crée, dit Lasègue, une affinité de plus entre cette forme de pleurésie et le rhumatisme articulaire.

On n'observe pas toujours cependant une telle rapidité d'évolution. La fièvre est quelquefois vive, mais le plus souvent sans durée. J'ai observé un cas de rhumatisme viscéral grave avec péricardite et pleurésie restée unilatérale à gauche, avec grand épanchement qui persista plusieurs semaines. La maladie guérit, laissant une rétraction du côté, avec atrophie de presque tous les muscles thoraciques, analogue à celle que l'on observe dans les muscles qui entourent les jointures frappées de rhumatisme.

Jarvis (1) dans une étude récente conclut que le rhumatisme pleural est beaucoup plus fréquent qu'on ne le croit généralement. D'allures cliniques très variables, rappelant tantôt la pleuro-tuberculose de Landouzy (ancienne pleurésie *a frigore*), tantôt l'hydrothorax de cause mécanique (hydrothorax des cardiaques et des brightiques), il passe souvent inaperçu à cause de l'insignifiance des symptômes fonctionnels dans les formes latentes.

La pleurésie rhumatismale, ajoute Jarvis, se termine le plus souvent par la résolution rapide et complète, passe exceptionnellement à l'état chronique et ne laisse que rarement après elle des adhérences pleurales.

La pleurésie rhumatismale est peut-être, dans certains cas, une forme locale primitive de l'infection rhumatismale, mais très souvent l'épanchement coïncide avec un état congestif du poumon dont il est presque certainement la conséquence.

L'examen cytologique de l'épanchement dans les pleurésies rhumatismales a déjà fourni des résultats intéressants qui permettent de les distinguer des pleurésies tuberculeuses.

Dans un cas de pleurésie rhumatismale que nous avons étudiée avec M. Ravaut (2), l'examen cytologique du liquide nous a révélé de très nombreux placards faits de cellules endothéliales soudées entre elles, quelques lymphocytes, beaucoup de globules rouges. La même

(1) Jarvis, Contribution à l'étude du rhumatisme pleural. Thèse de Paris, 1902.
(2) Ravaut, Le diagnostic de la nature des épanchements séro-fibrineux de la plèvre. Cytodiagnostic. Thèse de Paris, 1901.

formule a été constatée par Dopter (1), par Castaigne et Rathery (2) et par Jarvis au cours de pleurésies rhumatismales. Cette formule est, comme nous l'avons montré, celle des épanchements sans néomembranes, dans lesquels l'endothélium desquame librement, en grands lambeaux.

Manifestations du rhumatisme sur le système nerveux. — Au cours ou dans la convalescence du rhumatisme articulaire aigu, on peut observer, du côté du système nerveux, des manifestations d'ordre variable. Pour ne parler en ce moment que des manifestations cérébrales, rappelons qu'elles peuvent être d'ordre banal, tel le ramollissement embolique qui a pour origine une cardiopathie ancienne ou une endocardite aiguë végétante, tels encore certains accidents relevant de l'alcoolisme, de l'hystérie, d'une intoxication urémique ou même acétonémique, tels enfin certains troubles vésaniques de durée plus ou moins longue qui apparaissent en général au déclin de la maladie et qui, presque toujours, surviennent chez des prédisposés à l'occasion du rhumatisme. La méningite suppurée relatée dans un certain nombre d'autopsies ne doit être qu'une infection secondaire difficile à différencier cliniquement de certains troubles cérébraux à allure spéciale, qui semblent propres au rhumatisme, et que l'on désigne en France sous le nom de *rhumatisme cérébral*.

Rhumatisme cérébral. — Il faut d'abord s'entendre sur les caractères des accidents que l'on doit désigner sous ce nom. Ce sont des désordres cérébraux comparables à ceux que l'on observe dans les grandes pyrexies, la fièvre typhoïde, la scarlatine, la pneumonie. Dans notre conception moderne, ils doivent résulter de la localisation, sur l'encéphale, du parasite encore inconnu de la maladie ou de ses toxines. Ces accidents cérébraux sont rares ; comme le disait Trousseau, ils ne font pas partie du plan morbide du rhumatisme aigu ; s'ils sont plus actifs que dans les autres infections, c'est parce qu'ils empruntent au rhumatisme son caractère spécial de soudaineté et de violence. Enfin, comme tous les accidents de nature essentiellement rhumatismale, on ne leur trouve d'autres causes anatomiques que la congestion et l'hyperémie.

Historique. — On peut diviser en trois périodes l'histoire du rhumatisme cérébral.

Dans une première période, déjà ancienne, et que l'on pourrait appeler *période de préparation*, des auteurs tels que Boerhaave, Van Swieten, Stokes, Stoll, Scudamore rapportent successivement des faits d'accidents cérébraux survenus au cours du rhumatisme, mais ils n'en voient pas la singularité.

(1) Dopter, Cytodiagnostic d'un épanchement de nature rhumatismale (*Soc. de biologie*, 17 janvier 1902).

(2) Castaigne et Rathery, Examen de l'exsudat et de la perméabilité pleurale au cours des pleurésies rhumatismales.

La période d'étude ou seconde période du rhumatisme cérébral commence à proprement parler en 1845 avec le *Mémoire* de Hervez de Chégoin, qui en rapporte trois observations. A partir de 1850, à l'occasion d'une observation de Gosset, recueillie dans le service de Réquin, la question est à l'ordre du jour de la *Société des hôpitaux* et devient l'occasion d'une série de travaux remarquables de la part de Valleix, Bourdon, Vigla, Mesnet, etc. Vers 1860, le type clinique est créé, accepté en France comme à l'étranger, et les observations vont se multipliant d'année en année.

Dès lors commence la période de vulgarisation, ou troisième période. Le rhumatisme cérébral prend son rang dans les divers traités classiques, est popularisé par Trousseau (1), étudié en détails par Fernet (2) et Ball (3) et décrit d'une façon didactique dans les deux grands dictionnaires. Entre temps, les recherches d'Ollivier et Ranvier (1863) viennent renseigner sur l'anatomie pathologique de la localisation, et les observations de W. Fox (1871), de M. Raynaud (1874), de Féréol, de Blachez (1875) font connaître les effets remarquables de l'hydrothérapie froide.

En ces dernières années, l'histoire du rhumatisme cérébral n'a été marquée d'aucun progrès notable.

Étiologie. — Nous devons nous demander tout d'abord quel est le degré de fréquence du rhumatisme cérébral. Cette question une fois élucidée, à l'exemple d'Homolle, nous étudierons, parmi les conditions qui favorisent son apparition, celles qui sont inhérentes au malade et celles qui sont inhérentes à la maladie.

Degré de fréquence. — A ce sujet, les statistiques varient. Cossy donne la proportion de 2,7 p. 100, E. Besnier de 3 à 4 p. 100, Vigla de 7 p. 100. Cette dernière proportion est certainement exagérée, et, d'une façon générale, on peut dire que le rhumatisme cérébral est un accident rare.

Conditions inhérentes au malade. — L'hérédité nerveuse joue certainement un rôle. Dans quelques cas, il semble que l'hystérie ait eu une certaine influence sur le développement des troubles cérébraux, mais son action, comme celle de l'épilepsie ou de l'alcoolisme chronique, est loin cependant d'être fréquente.

Le rhumatisme est une maladie qui prête beaucoup moins souvent que la pneumonie ou l'érysipèle à l'éclosion du *delirium tremens*.

Le surmenage intellectuel consécutif aux travaux prolongés exigeant une grande tension d'esprit, aux examens et aux concours, la fatigue et l'ébranlement cérébral occasionnés par les préoccupations, les soucis, les émotions, les revers de fortune, telles sont les causes par excellence qui prédisposent au rhumatisme cérébral. Voilà pour-

(1) TROUSSEAU, Clinique médicale de l'Hôtel-Dieu.
(2) FERNET, Thèse.
(3) BALL, Thèse.

quoi la Maison municipale de santé, où observait Vigla, a toujours été le milieu le plus propice à l'éclosion du rhumatisme cérébral. Voilà pourquoi aussi cette complication est plus fréquente chez l'homme que chez la femme et survient surtout entre vingt et cinquante ans, c'est-à-dire dans la période active de la vie.

Conditions inhérentes à la maladie. — On peut observer des manifestations cérébrales dans toutes les formes du rhumatisme, mais elles sont plus fréquentes dans les formes généralisées et surtout dans les formes hyperpyrétiques. La coïncidence de l'hyperpyrexie et du rhumatisme cérébral, sur laquelle on a tant insisté, pour être très fréquente, n'est pas une règle absolue. On peut observer l'un sans l'autre. Il est en tout cas difficile d'avoir une opinion fixe sur les relations pathogéniques de ces deux phénomènes, de savoir lequel est subordonné à l'autre, de décider s'ils ne sont pas connexes et régis par une cause commune.

Le rhumatisme cérébral s'observe plus fréquemment au cours d'une *première attaque*, comme semblent le prouver les statistiques et en particulier celle de Garrod. Jaccoud et Leudet, en France, ont soutenu que, dans la pathogénie du rhumatisme cérébral, on devait attribuer une grande influence aux affections cardiaques concomitantes. La fréquence de cette coïncidence s'explique bien mieux par ce fait que le rhumatisme cérébral s'observe dans les cas où la maladie est grave, généralisée et à déterminations viscérales multiples.

Symptômes. — Date d'apparition. — L'encéphalopathie apparaît rarement comme première manifestation du rhumatisme ; elle précède encore plus rarement les arthropathies et son interprétation est alors toujours douteuse. Le rhumatisme cérébral éclate, le plus souvent, en pleine période d'état, entre le cinquième et le vingtième jour. Les accidents cérébraux tardifs sont en général d'ordre vésanique.

Prodromes. — Les accidents cérébraux éclatent parfois d'une façon brusque et violente, sans que rien ait pu faire prévoir leur explosion. Souvent, pourtant, quelques indices doivent faire redouter l'apparition de l'encéphalopathie, tels l'hyperpyrexie sans rémission matinale, l'accélération extrême du pouls, les sueurs profuses, une miliaire abondante, le début précoce des complications cardiaques, la généralisation des manifestations viscérales, l'aggravation des symptômes généraux, malgré la délitescence des arthropathies. Quand surviennent l'insomnie, un délire nocturne et transitoire et surtout un état intellectuel particulier consistant en pressentiments sinistres, en idée de mort, que rien n'explique en apparence, on doit considérer le rhumatisme cérébral comme imminent. Ces symptômes marquent le début des conceptions délirantes. Une céphalalgie persistante, la dysphagie, une hyperesthésie généralisée sont aussi souvent les premiers signes de la manifestation cérébrale. On a signalé encore, comme prodromes, la fréquence des mictions (Weber), la disparition brusque de douleurs articulaires violentes, sans abaissement de la température.

PÉRIODE D'ÉTAT. — Rien n'est variable comme la symptomatologie du rhumatisme cérébral. Comment pourrait-il en être autrement d'une lésion aussi mobile, aussi superficielle, purement hyperémique et qui peut toucher, indistinctement et sans règle, tous les points de la corticalité? Aussi a-t-on distingué des formes si nombreuses du rhumatisme cérébral que l'on éprouve quelque difficulté à en donner une description didactique. On a proposé enfin des classifications basées sur la ressemblance des accidents avec certains états pathologiques bien définis, ou sur l'évolution des accidents; on a proposé enfin des classifications basées sur la prédominance de certains symptômes. Trousseau ne distingue pas moins de six types de rhumatisme cérébral. Avec M. E. Besnier, nous décrirons trois formes principales, en nous basant sur l'évolution de la maladie : formes suraiguë, aiguë, subaiguë ou chronique. Nous signalerons ensuite quelques types tirant leur originalité de la prédominance d'un symptôme.

Rhumatisme ataxique suraigu. — Il correspond à l'apoplexie, rhumatismale de Stoll, se caractérise par la soudaineté de son début, par la rapide évolution des symptômes qui, d'ailleurs, sont variables, et par sa terminaison foudroyante : il tue en quelques heures.

L'observation la plus célèbre de cette forme de rhumatisme cérébral est celle consignée dans la *Clinique* de Trousseau. Elle montre avec quelle rapidité peuvent éclater et évoluer les symptômes cérébraux. « A la visite du soir, mon chef de clinique, dit Trousseau, ne constate rien d'insolite, sinon la diminution de la douleur des arthrites ; le malade se félicite de son état. Cependant, une heure plus tard, cet homme se plaint de ne plus voir clair, puis, bientôt après, il vocifère, il crie au voleur, s'élance hors de son lit, tombe, est relevé, replacé dans son lit, lutte avec deux infirmiers en déployant une force considérable, puis s'affaisse et meurt ; toute cette scène ayant duré à peine un quart d'heure. » Chez un jeune homme, observé par Bourdon, la mort survint presque subitement au huitième jour de la maladie. Le malade avait seulement présenté pendant une heure et demie une agitation extrême et du délire accompagné d'oppression et de battements de cœur violents. Chez un malade de Gintrac surviennent brusquement des douleurs à l'épigastre, puis cet homme perd connaissance, sa face devient vultueuse, sa respiration stertoreuse, et en une heure il est mort.

Rhumatisme aigu. — La *forme aiguë* de l'encéphalopathie est la plus fréquente. Elle débute dans le troisième septénaire d'un rhumatisme articulaire aigu, généralisé, compliqué déjà d'une affection cardiaque. Elle est annoncée par une température élevée des sueurs profuses, une miliaire confluente. En douze ou vingt-quatre heures, la température monte à 40°, 41°, et plus ; c'est une des maladies où la température peut atteindre le chiffre le plus élevé ; on a signalé des cas où elle serait montée à 43° et même davantage ! Le pouls et la respiration sont accélérés, les douleurs articulaires disparaissent subitement ; cependant le malade est inquiet, agité, en proie à un délire tantôt torpide, tantôt anxieux. La face est devenue vultueuse, les yeux sont injectés et les membres sont en proie à des soubresauts constants. Des rémissions trompeuses viennent parfois interrompre pour un moment la marche de ces symptômes graves, mais bientôt tous les accidents se reproduisent ; le malade veut se lever sans cesse, se livrer aux mouvements les plus désordonnés et tombe dans un état d'ataxie comparable à celui que l'on peut observer au cours des fièvres graves. A cet état d'excitation fait place la phase d'épuisement : la parole s'embarrasse, le regard s'éteint, les membres tombent en demi-résolution, la face se cyanose, la respiration devient gênée, les extrémités se refroidissent et, dans un grand nombre de cas, le malade meurt dans le coma.

Alors même que tous ces symptômes de haute gravité semblent annoncer une mort imminente, la guérison peut encore survenir, grâce à une thérapeutique active sur laquelle nous aurons à nous étendre plus loin. En moins d'une heure, la température s'abaisse, et l'intelligence renaît.

L'évolution du rhumatisme cérébral aigu est en général rapide ; elle dure de deux à douze jours. Dans quelques cas, il laisse après lui des troubles psychiques ou même vésaniques semblables à ceux qui caractérisent les formes subaiguës ou chroniques.

Rhumatisme subaigu ou chronique. — Ces formes surviennent principalement chez les malades que le rhumatisme surprend dans des conditions mauvaises de surmenage ou de surexcitation intellectuelle, ou chez ceux qui sont prédisposés par une tare cérébrale. Pendant les trois premières semaines, le malade n'a présenté comme symptômes anormaux qu'une céphalalgie intense, une insomnie persistante, un désintéressement de tout et de tous, un découragement absolu, puis il maigrit, devient taciturne et, à l'époque où l'affection devrait entrer en voie de guérison, le patient présente « tous les traits de la mélancolie avec stupeur ». D'autres sont en proie à des hallucinations, à un délire lypémaniaque, voire même à tous les accidents qui caractérisent la manie aiguë. C'est là ce que certains auteurs ont désigné du nom de *folie rhumatismale*.

Les manifestations du rhumatisme cérébral subaigu traînent en général durant quelques semaines. Le malade reste souvent pendant ce temps en état de mutisme, de mélancolie, d'hébétude. Cette situation peut se prolonger pendant trois ou quatre mois ; elle peut même persister indéfiniment. Le plus souvent, pourtant, la maladie se termine par la guérison.

Tels sont les grands types du rhumatisme cérébral, dont la classification est basée sur l'évolution des phénomènes, souvent sur la simple prédominance d'un symptôme, d'où les modalités les plus diverses observées en clinique.

La céphalalgie, qui est ordinairement un phénomène secondaire, est quelquefois tellement intense et marquée par des paroxysmes tellement intolérables que Gubler avait décrit une forme céphalalgique de la maladie. Le *coma* quelquefois sidère d'emblée le malade et reste jusqu'à la fin le symptôme dominant ; de même le délire, les convulsions, le mutisme peuvent être les symptômes cardinaux de la complication.

Parfois les symptômes se combinent de façon à simuler une lésion méningitique ou bulbaire. Trousseau rapporte l'observation d'un enfant qui guérit après avoir présenté des symptômes méningitiques, tels que lenteur du pouls, stupeur, strabisme, etc. La dysphagie, le ralentissement du pouls, la tachycardie, les troubles oculo-papillaires sont autant de symptômes bulbaires signalés dans diverses observations.

Pronostic. — La mort est fréquente à la suite du rhumatisme cérébral. Pour ne prendre qu'une statistique, nous voyons que celle dressée par la Société clinique de Londres relate 22 morts sur 56 cas.

On a cherché tout naturellement quels étaient les symptômes qui pouvaient être considérés par excellence comme facteurs de gravité. Les avis sur ce point sont quelque peu partagés. Les auteurs anglais considèrent l'hyperpyrexie comme le symptôme dominant tout le pronostic. W. Fox prétend qu'une température de 41°,5 équivaut à un arrêt de mort presque fatal. Pour M. Besnier, c'est le coma qui comporte le pronostic le plus grave ; le délire serait, au contraire, le symptôme le moins significatif. Ollivier et Ranvier ont relaté à ce sujet une statistique s'appuyant sur 127 cas. Ils ont noté que, dans la forme comateuse ou convulsive, la mort était fatale ; que lorsqu'il y avait seulement délire, on comptait 22 guérisons pour 15 morts.

Diagnostic. — La coïncidence des symptômes de l'encéphalopathie et des arthrites suffit le plus souvent à établir le diagnostic. Il est en général difficile de se prononcer pendant la période prodromique et nous avons suffisamment insisté sur les symptômes qui permettent alors de prévoir, mais jamais de prédire le rhumatisme cérébral.

L'apparition du délire ne suffit pas toujours pour trancher les hésitations. S'il est léger, il peut être purement fébrile et sans aucune portée. L'évolution de la maladie pourra seule fixer sur ce point.

On comprend tout l'intérêt qu'il peut y avoir à faire le diagnostic d'un délire alcoolique survenant au cours d'une attaque de rhumatisme. On le différenciera par son caractère terrifiant, par les hallucinations de la vue et de l'ouïe qui l'accompagnent, par une réaction fébrile modérée dépassant rarement 39°, par les antécédents du malade.

Au cours du rhumatisme aigu, on peut observer, comme l'a

montré M. Talamon (1), des accidents cérébraux dus à l'acétonémie. L'odeur de l'haleine, la coloration rouge-rubis que prend l'urine au contact du perchlorure de fer, la température restée normale, sont des symptômes qui suffisent à établir le diagnostic.

Anatomie pathologique. — Les lésions, bien étudiées par Ollivier et Ranvier, sont purement hyperémiques, comme toutes celles qui caractérisent le rhumatisme. Les vaisseaux des méninges, gros et petits, sont distendus et gorgés de sang ; les prolongements pie-mériens et les capillaires les plus fins présentent le même état congestif. La substance grise présente une coloration rouge uniforme ; la substance blanche est criblée d'un piqueté hémorragique. La grande cavité de l'arachnoïde et les ventricules sont remplis d'une quantité plus ou moins considérable de liquide et d'éléments cellulaires.

On a signalé encore des lésions d'œdème ou d'anémie cérébrale.

Quant aux lésions de méningite fibrineuse, de méningite suppurée et de pachyméningite qui ont été notées par quelques auteurs, elles ne sont pas dans le cadre du rhumatisme cérébral et doivent être considérées comme des infections secondaires ou des altérations surajoutées.

Pathogénie. — Bien des théories ont été proposées pour expliquer la genèse du rhumatisme cérébral.

La *métastase* est la cause le plus souvent invoquée par les auteurs, qui se basent surtout pour la défendre sur la disparition des symptômes articulaires au moment où l'encéphalopathie commence. Mais il n'y a là qu'une apparence : c'est précisément la localisation cérébrale qui émousse la sensibilité articulaire. Le malade, disent Ollivier et Ranvier, se trouve dans la situation du blessé délirant qui arrache les pièces de son pansement et agite son membre fracturé.

Les différents médicaments employés contre le rhumatisme, tels que la quinine ou le salicylate de soude, ont été accusés d'occasionner la métastase. L'analyse rigoureuse des faits montre que les accidents nerveux sont, au contraire, moins fréquents chez les malades traités par la médication salicylée. Là peut-être est l'explication de la moindre fréquence du rhumatisme cérébral depuis quelques années.

On a soutenu encore que le rhumatisme cérébral était toujours sous la dépendance d'une lésion cardiaque, mais la coïncidence, pour être fréquente, n'est pas constante. La vérité est que l'encéphalopathie s'observe surtout dans les cas de rhumatisme grave à déterminations viscérales multiples, touchant le cœur comme le cerveau.

L'hyperthermie ne doit pas être davantage incriminée ; elle peut exister en dehors du rhumatisme cérébral et, quand elle l'accom-

(1) Talamon, *Médecine moderne*, 2 avril 1891.

pagne, on peut se demander, comme nous l'avons déjà dit, si elle n'en est pas la conséquence.

Tout nous fait supposer, par contre, que le rhumatisme cérébral résulte de la localisation sur l'encéphale d'un virus rhumatismal doué d'une action violente. L'évolution clinique de l'encéphalopathie, ses lésions anatomiques sont celles de l'arthrite rhumatismale. Comment expliquer qu'une simple congestion encéphalique, lésion si banale et si fréquemment trouvée dans les autopsies, puisse à elle seule déterminer les symptômes si redoutables du rhumatisme cérébral? N'est-on pas obligé de considérer cette hyperémie comme résultat de l'imprégnation du tissu nerveux par un virus ou une toxine dont la nature nous échappe encore?

Achalme (1) a rapporté deux cas de rhumatisme cérébral. Dans le liquide céphalo-rachidien de l'un d'eux il a isolé après la mort le bacille anaérobie qu'il considère comme le microbe pathogène du rhumatisme articulaire aigu. Dans le second cas, les recherches bactériologiques, faites avec le liquide céphalo-rachidien, ne donnèrent que des résultats négatifs. MM. Souques et Castaigne (2) ont rapporté un cas très bien étudié de rhumatisme cérébral avec délire actif. Leurs recherches bactériologiques faites avec le liquide céphalo-rachidien restèrent également sans résultat. Chez leur malade, l'hérédité névropathique est la cause qui leur a paru avoir contribué à la manifestation des accidents cérébraux ; le point faible aurait été le premier atteint.

Rhumatisme spinal. — Le rhumatisme spinal est entré depuis peu de temps dans le domaine classique. Tout en considérant son existence comme probable, M. Besnier ne l'admet qu'avec une certaine réserve. Trousseau, Vallin en ont relaté des exemples ; Rendu (3) en a rapporté plusieurs cas accompagnés de commentaires des plus intéressants. Dans ses observations, comme dans celles de Trousseau ou de Vallin, les phénomènes myélitiques alternent avec des fluxions articulaires multiples. La maladie commence par de la rachialgie, de la courbature fébrile, de la paraplégie ou des symptômes de paralysie plus ou moins généralisée, puis la douleur et le gonflement apparaissent au niveau de certaines jointures. A mesure que les arthrites rhumatismales se généralisent, les symptômes médullaires s'amendent, puis finissent par disparaître. La maladie a commencé par une myélite et se termine, comme la polyarthrite, en se localisant non seulement sur les jointures, mais encore sur les séreuses viscérales. Peut-être les arthrites vertébrales

(1) ACHALME, Recherches bactériologiques sur le rhumatisme articulaire (*Ann. de l'Inst. Pasteur*, 25 nov. 1897).

(2) SOUQUES et CASTAIGNE, Contribution à la pathogénie du rhumatisme cérébral (*Soc. méd. des hôp*, 9 juin 1899, p. 565).

(3) RENDU, Du rhumatisme spinal (Clinique médicale, t. I, p. 100).

sont-elles dans quelques cas la cause des foyers méningo-myéli-tiques de voisinage, mais ces arthrites sont loin d'être la règle, car, dans plusieurs observations, dans celle de Rendu, par exemple, il existait dans la région lombaire une douleur spontanée fixe et pro-fonde ; il n'y avait pour ainsi dire pas de douleur à la pression. Il est des cas où le diagnostic est difficile, parce que certaines myélites ressemblent à des rhumatismes vrais à s'y méprendre. Rendu (1) a rapporté un fait de ce genre : des arthropathies symptomatiques d'un pseudo-rhumatisme infectieux étaient venues compliquer une myélite aiguë, dont le diagnostic fut posé cependant, grâce à la présence d'une large escarre au sacrum.

A vrai dire, la ligne de démarcation entre le rhumatisme spinal et les formes habituelles du rhumatisme n'est pas, dit Rendu, facile à établir, et il est fort probable, pour ne pas dire certain, que la première espèce ne diffère pas fondamentalement de la seconde. « Pour qui examine, en effet, sans parti pris, les symptômes du rhuma-tisme, il est impossible de méconnaître la part considérable que prennent les troubles fonctionnels d'origine spinale dans la sympto-matologie de l'affection. » Retenons cette proposition, elle nous servira tout à l'heure à discuter la théorie de l'origine spinale de l'arthrite rhumatismale.

Manifestations diverses du rhumatisme sur le système nerveux. — Le rhumatisme cérébral est la seule complication importante du rhumatisme. On a signalé des *névralgies* dont les plus fréquentes portent sur le sciatique, des névrites localisées avec paralysies partielles et atrophie musculaire (cas de Hoffa, de Strüm-pell, de Darkchewitsch, de Kahane) (2). Ce sont là, ainsi que cer-tains faits de sclérose en plaque (Foxwell) (3), des accidents du côté du système nerveux que l'on observe dans la plupart des maladies infectieuses.

La conjonctivite, l'ophtalmie, et plus rarement la névrite optique, ont été signalées également au cours du rhumatisme articulaire.

Rapports du rhumatisme et de la chorée. — La chorée est-elle de nature rhumatismale? Doit-elle être considérée comme le rhumatisme cérébral de l'enfance? C'est là une question qui a sou-levé bien des controverses et sur laquelle l'opinion médicale est loin d'être unanimement fixée.

Nombre d'auteurs tiennent pour l'affirmative et parmi eux Sée, Rilliet et Barthez, Sanné, Cadet de Gassicourt, Jules Simon.

D'autres se refusent à voir dans la chorée un équivalent de la polyarthrite.

---

(1) RENDU, *Bull. de la Soc. méd. des hôp.*, 1878.
(2) KAHANE, *Centralbl. für klin. Med.*, 10 décembre 1892.
(3) FOXWELL, *The Lancet*, 29 mai 1886, analysé in *Revue des sc. méd.*, t. XXX, p. 151.

Charcot s'est fait en ces dernières années l'éloquent défenseur de la théorie nerveuse. Pour lui, la chorée et le rhumatisme ne sont ni identiques, ni de même nature ; il n'y aurait pas de chorée rhumatismale ; le rhumatisme jouerait, par rapport à la chorée, le même rôle d'agent provocateur que joue la syphilis par rapport au tabes.

Pour M. Joffroy, les arthropathies seraient une manifestation de la chorée elle-même ; elles seraient assimilables aux arthropathies des myélites, et, comme elles sans doute, seraient d'origine spinale.

Cette question si épineuse sera traitée, avec tous les développements qu'elle comporte, dans le chapitre de ce *Traité* consacré à la Chorée. Restons ici sur le terrain pratique et ne retenons que la coïncidence fréquente des deux affections : le rhumatisme, on peut le dire, marche dans l'ombre de la chorée, et il ne faut jamais négliger de rechercher les arthropathies dans les antécédents des choréiques.

Manifestations cutanées. — On peut, au cours du rhumatisme, observer des sudamina, des éruptions miliaires, qui sont, en général, des conséquences de l'hyperthermie. Rarement on observe l'éruption scarlatiniforme, plus rarement encore du purpura, car les hémorragies ne sont pas dans le cadre du rhumatisme. Si les anciens auteurs ont insisté parfois avec complaisance sur les rapports du rhumatisme avec les érythèmes ou le purpura, s'ils ont été jusqu'à décrire un rhumatisme hémorragique ou, avec Schönlein, une péliose rhumatismale, c'est qu'ils n'avaient pas encore la notion des pseudo-rhumatismes infectieux, tels qu'on les observe au cours du purpura ou de l'érythème polymorphe. La forme la plus habituelle de l'érythème dans le rhumatisme articulaire aigu, dit Besnier, est la forme papuleuse, puis viennent les formes marginées, en plaques discoïdes, en lignes sinueuses festonnées, généralement de coloration intense à la périphérie.

Dans les quelques rares observations où nous avons constaté un érythème semblable, il s'agissait de pseudo-rhumatisme.

Les manifestations cutanées sont en tout cas l'exception, au cours de la polyarthrite aiguë fébrile, grave, et peut-être même, dans les cas où elles existent, ne sont-elles que la manifestation d'une infection secondaire ?

Manifestations sous-cutanées. — OEdème rhumatismal. — Le tissu cellulaire sous-cutané peut être touché par le rhumatisme ; la preuve en est dans l'œdème rouge qui entoure normalement les jointures frappées par la polyarthrite, mais on a singulièrement exagéré la fréquence des œdèmes rhumatismaux sous-cutanés. On a pris l'habitude de considérer trop facilement comme de nature rhumatismale tout œdème sous-cutané généralisé ou partiel ne faisant pas sa preuve, c'est-à-dire n'étant pas imputable à l'une de ses causes ordinaires : cardiopathie, mal de Bright, compression mécanique, etc. Il suffit de relire les faits publiés pour se convaincre que la plupart sont sous la dépendance, soit de l'arthritisme, comme le pseudo-lipome ou certaines nodosités sous-cutanées, soit de troubles vaso-moteurs de nature encore inconnue, comme l'a récemment montré Tchirkoff (1), soit de l'hystérie ou d'états infectieux divers, comme l'œdème pseudo-phlegmoneux. Aussi la tâche est-elle difficile pour le nosographe qui veut mettre de l'ordre dans la classification de ces œdèmes dits *rhumatismaux*.

Nul doute que le rhumatisme aigu, cette maladie congestive par excellence, ne puisse, pendant l'évolution des arthropathies, déterminer du côté de la peau, au voisinage des jointures ou à distance, des poussées œdémateuses mobiles, analogues à celles que l'on observe sur les séreuses ou les viscères. Ces poussées œdémateuses ont été bien étudiées par Potain (2) ; on en trouve déjà des observations dans la thèse de Fernet ; on en trouve encore dans les thèses de Davaine et de Chuffart. Si, comme on doit le faire, on ne considère comme de nature rhumatismale que les œdèmes survenant au cours d'une polyarthrite aiguë nettement constituée, on voit que ces œdèmes sont rares, et que l'on en compte les observations.

L'œdème rhumatismal apparaît, en général, brusquement au cours d'une attaque de polyarthrite : il est parfois précédé de douleurs plus ou moins violentes, dans le territoire qui va être tuméfié. Cet œdème est blanc, peut rester localisé ou procéder par poussées successives, se présenter sous l'aspect d'une simple plaque d'œdème dur, se porter à la face, à la main, à toute la continuité d'un membre, voire même aux quatre membres. La tuméfaction s'arrête brusquement et se limite par une sorte de bourrelet ; elle peut disparaître du jour au lendemain, mais sa durée est en général de quelques jours. Pour Potain, cet œdème est d'origine vaso-motrice. On peut émettre l'hypothèse que la toxine rhumatismale impressionne en partie le centre vaso-moteur.

L'œdème blanc, dur, résistant, conservant difficilement l'empreinte du doigt, est loin d'être l'apanage du rhumatisme articulaire aigu, comme on a tendance à le croire : il s'observe surtout dans les pseudo-rhumatismes infectieux et peut durer alors pendant des semaines. Lorsque cet œdème blanc, dur et douloureux, s'installe ainsi sur toute l'étendue du membre inférieur, il peut simuler une *phlegmatia alba dolens*. Nous sommes en train d'observer un fait semblable chez une jeune fille de vingt-quatre ans. La maladie a débuté par des douleurs fugaces dans diverses articulations, puis s'est localisée à l'articulation métacarpo-phalangienne du pouce

(1) Tchirkoff, Œdèmes vaso-moteurs sans albuminurie (*Revue de méd.*, 1895, p. 625).

(2) Potain, *Bull. de l'Acad. de méd.*, 17 octobre 1882.

droit et à celle du genou gauche, pour y déterminer des arthropathies tenaces qui durent encore après trois mois. Il s'agit ici d'un pseudo-rhumatisme infectieux, de cause indéterminée, évoluant sans fièvre, sans cardiopathie, sans amélioration après l'usage de doses massives de salicylate de soude. Or, un œdème blanc, énorme, occupant toute la jambe et toute la cuisse du côté gauche, simulant presque une *phlegmatia alba dolens*, s'est développé autour de l'arthrite du genou et commence seulement à céder aux massages répétés.

L'œdème *pseudo-phlegmoneux* dit *rhumatismal*, que Kirmisson a désigné sous la rubrique *d'œdème inflammatoire des membres de nature rhumatismale*, Chuffart sous celle de *pseudo-phlegmon*, devrait être décrit au chapitre des pseudo-rhumatismes, car, d'après nous, il n'entre pas dans le cadre de la polyarthrite aiguë fébrile. Nous nous conformons à l'usage en donnant ici son histoire, mais nous nous efforcerons de faire valoir les arguments qui militent en faveur de son origine pseudo-rhumatismale.

J'ai eu l'occasion d'observer cinq cas d'œdème pseudo-phlegmoneux et trois fois j'ai pu suivre l'évolution complète de la maladie. Dans ces cas l'œdème était surajouté à des arthrites dont la marche était loin d'être celle qui caractérise les arthropathies du rhumatisme vrai. D'autre part, lorsque l'on compulse la plupart des observations publiées, on peut s'assurer que les arthrites que l'œdème pseudo-phlegmoneux est venu compliquer avaient tous les caractères des arthrites pseudo-rhumatismales.

Les différentes épithètes appliquées à l'œdème pseudo-phlegmoneux montrent suffisamment que, pour les différents auteurs qui l'ont étudié, cet œdème se caractérise avant tout par son faux aspect de suppuration.

Voyons d'abord comment l'œdème se présente cliniquement. A la suite de manifestations articulaires subaiguës survient brusquement, autour d'une jointure malade, un œdème considérable, accompagné de douleur, de rougeur intense et de chaleur à la peau. La pression même légère du doigt détermine, au niveau de cet œdème, le godet caractéristique. Cet œdème ne reste pas localisé autour de la jointure malade : il a tendance à la diffusion et son développement varie suivant le siège de l'arthrite. La tuméfaction est surtout marquée du côté de la face dorsale des membres. Le dos de la main est son siège de prédilection. Quatre fois sur cinq, nous l'avons trouvé localisé à cette région et encore, dans un cas, les deux mains avaient été successivement touchées par l'œdème. Le coude avait été atteint dans notre cinquième observation. Plusieurs cas ont été publiés où le genou avait été touché. On ne peut se défendre, en général, de l'idée d'un phlegmon, à la vue d'un membre ainsi œdématié, rouge, chaud et douloureux. La douleur est spontanée et survient, en général, en même temps que les premiers symptômes de l'arthrite; elle est plus violente la nuit que le jour, empêche le sommeil et souvent est d'autant plus intense que la maladie a duré plus longtemps. La douleur est surtout violente lorsqu'elle est provoquée par une pression exercée au niveau de l'interligne articulaire. Les points d'élection de cette douleur provoquée siègent, en général, sur les côtés de l'interligne, au niveau des apophyses styloïdes par exemple pour l'articulation du poignet.

Les arthrites que ces œdèmes viennent compliquer ont une marche spéciale qui n'est pas celle des arthropathies rhumatismales. En général, elles touchent légèrement quelques jointures sans y déterminer de réaction intense, puis viennent s'installer sur une ou deux d'entre elles, en provoquant l'œdème que nous avons décrit.

Dans une observation, seulement, nous avons noté une tendance à la généralisation, mais encore, dans ce cas, quelle différence avec la marche du rhumatisme. La maladie avait commencé par des douleurs, du gonflement de la région inguinale droite, s'était localisée ensuite à toutes les petites jointures de la main droite et à l'articulation du poignet du même côté, pour gagner enfin les mêmes articulations de la main gauche. Les deux mains avaient présenté un énorme œdème rouge, chaud, douloureux, pseudo-fluctuant qui persista à gauche pendant près de deux mois et qui simula de si près le phlegmon que, tout en ayant diagnostiqué l'œdème, on fut forcé, presque malgré soi, de faire opérer le malade par le chirurgien. L'incision ne laissa écouler que la sérosité de l'œdème, et pas une gouttelette de pus. L'examen bactériologique décela dans cette sérosité des staphylocoques blancs qui provenaient peut-être de la peau.

La jointure n'est pas touchée superficiellement et passagèrement comme dans le rhumatisme, mais profondément et pour longtemps. L'arthrite et l'œdème persistent pendant des semaines et laissent après eux la raideur ou l'ankylose. La température, même au plus fort de la maladie, dépasse rarement 38°; les complications cardiaques sont l'exception et le salicylate est en général sans action.

Par leurs symptômes généraux aussi bien que par leurs signes locaux, les arthrites qui se compliquent d'œdème pseudo-phlegmoneux diffèrent donc de celles du rhumatisme. Elles ont tous les caractères des arthrites pseudo-rhumatismales. Ajoutons qu'un œdème pseudo-phlegmoneux analogue a été décrit par Brun dans une forme d'arthrite blennorragique qui est le type des pseudo-rhumatismes.

Il est parfois difficile de différencier cet œdème d'un phlegmon. Les symptômes articulaires, l'absence de fluctuation, d'adénite, de fièvre vive, de plaie préalable suffisent presque toujours à établir le diagnostic. Les signes locaux sont parfois tellement intenses que la main, nous l'avons vu, ne peut se retenir d'une intervention chirurgicale. L'incision ne laisse écouler qu'un liquide séreux et n'amène aucun soulagement. L'œdème peut persister encore quelques semaines après l'incision.

Une compression méthodique exercée sur l'œdème et une immobilisation de l'article en bonne position, telles sont les vraies indications thérapeutiques.

Nodosités sous-cutanées. — A côté des nodosités sous-cutanées éphémères, de nature arthritique, bien connues surtout depuis les travaux de Féréol et Meynet, on peut observer, au déclin ou pendant la convalescence de la polyarthrite, des nodosités sous-cutanées grosses comme un pois ou une noisette, apparaissant sans douleur et sans rougeur, donnant à la main la même sensation que les nodosités de l'érythème noueux, pouvant durer plus de trois mois, comme nous en avons relaté une observation, et méritant alors le nom de *nodosité à longue durée* (1).

Adénite rhumatismale. — On a, par exception, signalé des cas d'adénite au cours du rhumatisme. Brissaud (2) a rapporté l'histoire d'un jeune homme de dix-sept ans chez qui des nodosités de la nuque et du dos coïncidèrent avec une tuméfaction des ganglions axillaires. Ce gonflement ganglionnaire est désigné par Brissaud sous le nom de *bubon rhumatismal*; pour lui, l'apparition de petites tumeurs fibreuses sous-cutanées aurait une signification pronostique sérieuse.

Ostéite rhumatismale. — Existe-t-il un rhumatisme aigu osseux? Son existence a été longtemps contestée et elle est encore très discutée. Il est de toute évidence qu'il faut retrancher du cadre du rhumatisme osseux toute une série d'observations, relatées pour la plupart dans la monographie si complète de Régnier et Legendre (3), qui envisagent surtout le rhumatisme chronique, l'ostéomyélite et le pseudo-rhumatisme infectieux. Quelques observations paraissent cependant irréprochables et doivent être considérées, sans conteste, comme des faits d'ostéite rhumatismale, tels les cas récents de Hobbs (4) et de Chatin (5). Il s'agit en général d'ostéopériostite coïncidant avec les arthrites d'un rhumatisme vrai, siégeant sur les os des membres, sur le crâne ou le maxillaire et qui simulent facilement des lésions de périostite syphilitique. Il n'est pas surprenant que le rhumatisme puisse, comme d'autres maladies infectieuses, la fièvre typhoïde ou la variole, par exemple, déterminer des périostites aiguës.

(1) F. Widal, Des nodosités rhumatismales sous-cutanées à longue durée (*Gaz. hebd.*, 1883).

(2) Brissaud, *Revue de méd.*, avril 1885.

(3) Régnier et Legendre, *Arch. de méd.*, 1885.

(4) Hobbs, Rhumatisme articulaire aigu; complications cardiaques; exostoses, etc. (*Journal de méd. de Bordeaux*, 1894, p. 42).

(5) Chatin, Note sur un cas d'ostéopériostite rhumatismale (*Lyon méd.*, 1894, t. LXXVII, p. 5).

Manifestations sur les muscles. — Rhumatisme musculaire. — On décore un peu trop facilement du nom de *rhumatisme musculaire* toute douleur localisée à un muscle ou à un groupe musculaire. Un muscle peut souffrir lorsqu'il est courbaturé à la suite d'une fatigue prolongée, tel le lumbago professionnel des jardiniers et de tous ceux que leur profession oblige à se tenir courbés sur le sol; ou lorsqu'il est déchiré à la suite d'un mouvement exagéré, tel le tour de rein; ou lorsqu'il a été exposé à un refroidissement, et souvent enfin lorsqu'il a été soumis à ces perturbations combinées. Dans aucun de ces cas il ne faut parler de rhumatisme musculaire.

Il est des gens qui sont prédisposés à des douleurs musculaires, qui ne peuvent se refroidir, par exemple, sans souffrir immédiatement de certains muscles, comme d'autres souffrent d'arthralgies, d'autres encore de névralgies. Ces douleurs musculaires passagères s'observent surtout chez les arthritiques et n'ont encore rien à faire avec le rhumatisme articulaire aigu.

Lorsque la polyarthrite est localisée sur certaines jointures, sur celles du cou par exemple, les muscles de voisinage, tels que le sterno-mastoïdien, se prennent secondairement, entrent en contracture, et sont partie prenante dans la pathogénie du torticolis. Longtemps on a cru que le torticolis des enfants était d'origine purement musculaire. En ces dernières années, on a fait justice de cette opinion, et les travaux de Grancher, de Lannelongue, nous ont montré que ce torticolis était symptomatique d'une arthrite cervicale rhumatismale qui, jusque-là, avait passé inaperçue.

Il semble que, dans certains cas de rhumatisme, le muscle puisse être pris pour son compte, sans avoir subi le choc en retour d'une inflammation articulaire de voisinage. C'est du moins l'opinion qu'a soutenue récemment Leube dans un travail où il a résumé les recherches faites par lui sur 200 cas de rhumatisme musculaire. Pour soutenir l'origine rhumatismale des douleurs musculaires aiguës, Leube invoque l'appareil fébrile, la généralisation possible à toute une série de muscles, l'alternance dans quelques cas avec des arthrites aiguës, et enfin la possibilité d'une lésion cardiaque.

La maladie commence parfois par un malaise général, de la courbature, de la céphalalgie, de l'inappétence, des vomissements, de la fièvre avec frissons et sueurs abondantes, mais le plus souvent elle débute brusquement au milieu d'une bonne santé, par des douleurs localisées souvent aux muscles du dos. Si le malade tient ses muscles au repos, la douleur est à peine sentie; elle se réveille très vive dès que les muscles se contractent volontairement ou instinctivement. La douleur ne reste pas localisée en général à un seul muscle, comme dans la rupture musculaire; elle s'étend le plus souvent à tout un groupe musculaire ayant la même synergie fonctionnelle.

Ainsi les muscles de l'abdomen, des lombes, du cou, sont pris dans leur ensemble. Le rhumatisme musculaire n'est donc pas une maladie locale, mais une maladie systématisée à l'appareil musculaire.

Dans un tiers des cas, d'après Leube (1), le rhumatisme musculaire s'accompagne de fièvre. La température dépasse rarement 38° à 39°, et sa durée n'excède pas quelques jours. Dans un sixième des cas, le même observateur a constaté des souffles au cœur ; dans quelques observations il a pu saisir le début de l'endocardite pendant le séjour du malade à l'hôpital, mais, dans nombre de cas, la lésion orificielle existait à l'entrée, si bien que l'on ne pouvait être fixé sur son origine. Leube a encore remarqué que le rhumatisme musculaire compliqué d'endocardite était le plus souvent fébrile. Il a noté encore un cas d'albuminurie, un cas de pleurésie de deux semaines de durée. Enfin, dans une de ses observations, on voit un rhumatisme articulaire et une endocardite succéder aux douleurs musculaires du début calmées par le salicylate de soude.

Pour toutes ces raisons, Leube considère le rhumatisme musculaire comme une maladie infectieuse à forme légère, souvent actionnée par le froid, pouvant même revêtir l'allure épidémique et relevant sans doute de la même cause que la polyarthrite aiguë fébrile.

Il n'est pas douteux que nombre de ces myalgies sont sous la dépendance du virus rhumatismal, mais les cas où la clinique nous démontre d'une façon formelle cette subordination sont relativement rares. Il en est de ces myalgies comme de bien d'autres localisations ; nous ne pourrons faire la part exacte qui revient au rhumatisme dans leur genèse que le jour où nous connaîtrons l'agent pathogène de la polyarthrite.

Albuminurie et néphrite rhumatismales. — L'étude de l'albuminurie et de la néphrite rhumatismales avait été négligée jusqu'en ces dernières années. « Ne faut-il pas rendre responsable de cet oubli, dit L. de Saint-Germain, le retard qu'on a mis à considérer le rhumatisme comme une maladie générale et à le rapprocher des processus infectieux ? » Or les caractères de l'urine, mieux étudiés en ces derniers temps, comme nous allons le voir, fournissent précisément un argument de plus en faveur de la théorie infectieuse du rhumatisme.

Albuminurie. — Voyons d'abord comment se présente le symptôme albuminurie au cours du rhumatisme articulaire aigu. Signalée pour la première fois par Smoler, en 1864, puis par Vulpian, par Senator, par de Saint-Germain, l'albuminurie se rencontre chez les rhumatisants, environ dans 30 p. 100 des cas. Elle apparaît surtout dans les rhumatismes graves, compliqués de manifestations viscérales. Souvent on constate, dans les antécédents, des maladies infec-

(1) Leube, Contribution à la pathologie du rhumatisme musculaire (*Deutsche med. Wochenschr.*, 1894, p. 1).

tieuses antérieures. Le salicylate de soude ne paraît pas devoir être incriminé ; par contre, on doit toujours rechercher si le malade n'a pas été traité par des vésicatoires.

Cette albuminurie est en général très minime ; on a rapporté cependant quelques cas où l'on avait pu constater 4 à 6 grammes d'albumine par vingt-quatre heures. L'albuminurie dure en moyenne trois ou quatre jours ; elle peut, par contre, se prolonger pendant huit jours et même davantage.

La *peptonurie*, loin d'être constante, comme le prétend von Jacksch qui dit l'avoir trouvée 12 fois sur 12, serait plus rare d'après Georges et O. Brieger. Le premier l'a notée 2 fois sur 11, et le second 1 fois sur 4. La marche de la peptonurie serait caractéristique pour ceux qui l'ont décrite. Elle apparaîtrait au moment où les manifestations articulaires commencent à disparaître et durerait deux ou trois jours au plus. Son intensité serait en relation avec l'étendue des lésions articulaires et avec la rapidité de résorption des épanchements. D'après la théorie de Hofmeister, les leucocytes contiennent de la peptone et, au moment de la désintégration de ces cellules, c'est-à-dire au moment de la disparition du gonflement articulaire, la peptone est mise en liberté et apparaît dans les urines.

L'albuminurie peut exister à l'état de symptôme urinaire isolé, témoignant ainsi d'une simple irritation rénale. Il est des cas où on peut trouver simultanément des cylindres, de l'hématurie, de l'hémoglobinurie, preuves d'une néphrite véritable.

Néphrite rhumatismale. — Besnier et Homolle, dans leurs articles des deux grands Dictionnaires, ne parlent que des néphrites légères et superficielles. Les divers auteurs qui, en France ou à l'étranger, se sont occupés des maladies des reins, ont rapporté comme cas exceptionnels quelques observations de néphrite au cours du rhumatisme. Paul Chéron [1], dans sa thèse, a rassemblé 19 observations de rhumatisme avec simple albuminurie et 8 observations de néphrite rhumatismale. De Saint-Germain en a rapporté un fait nouveau. D'une façon générale, on peut dire, avec cet auteur, que l'albuminurie a été jusqu'ici insuffisamment recherchée dans le rhumatisme articulaire aigu. Elle n'est pas un phénomène rare et elle coïncide le plus souvent avec les phénomènes initiaux de l'attaque. Cette albuminurie s'accompagne souvent de douleurs lombaires qui précèdent parfois de plusieurs jours les douleurs articulaires.

L'albuminurie peut apparaître non plus au début de l'attaque, mais dans le cours de la maladie, coïncidant avec l'apparition de complications viscérales sérieuses. L'albuminurie peut être abondante, s'accompagner d'hématuries, d'œdèmes généralisés, etc.

L. de Saint-Germain, parlant des urines des rhumatisants, s'exprime

---

[1] Paul Chéron, De l'albuminurie dans le rhumatisme articulaire aigu. Th. de Paris, 1885.

ainsi : « Loin d'être toujours, suivant la description classique, rares, foncées en couleur et sédimenteuses, elles nous ont paru, dans la plupart des cas que nous avons étudiés, abondantes, pâles, troubles et mousseuses. »

Normand [1] décrit quatre formes de néphrite rhumatismale : une forme légère, peu intense, sans valeur pronostique ; une forme grave pouvant se terminer par la guérison, par l'état chronique ou par la mort ; une forme hématurique et une forme hémoglobinurique. Cette classification un peu trop schématique peut être retenue à condition que l'on n'oublie pas que l'hématurie, par exemple, peut compliquer ou non la néphrite rhumatismale, comme les autres néphrites infectieuses, sans que sa présence caractérise réellement une forme spéciale.

L'hémoglobinurie au cours du rhumatisme articulaire aigu, mentionnée pour la première fois par MM. Hayem et A. Robin à la Société médicale des hôpitaux en 1888, a été signalée depuis par divers auteurs. Elle est accompagnée ou suivie en général d'albuminurie et d'expulsion de cylindres par les urines, et MM. Hayem et Robin la considèrent comme un acte rénal.

La déglobulisation du sang, si intense chez le rhumatisant, n'est sans doute pas indifférente au processus.

En résumé, le rhumatisme articulaire a une action indubitable sur le rein. Au point de vue pathogénique, comme au point de vue sémiologique, ce n'est pas là un des points les moins intéressants de son histoire.

Complications rares du rhumatisme articulaire aigu. — L'*angine*, sur laquelle nous nous sommes déjà suffisamment étendu, est la seule manifestation certaine du rhumatisme sur le tube digestif. La diarrhée, les vomissements, l'ictère sont des symptômes exceptionnels, et il est loin d'être prouvé qu'ils sont sous la dépendance directe du rhumatisme.

Le péritoine, contrairement aux autres séreuses, est rarement touché. Les faits de péritonite rhumatismale publiés par Fuller, Blachez, Manouvrier sont loin d'être probants.

A titre exceptionnel, la cystite a été également signalée par Senator, l'hydrocèle, l'orchite par Fernet, Duguet, Dhomont. Cette orchite aurait, au point de vue sémiologique, la plus grande analogie avec l'orchite ourlienne.

PATHOGÉNIE. — La plupart des doctrines qui, à des époques différentes, ont régné sur la médecine ont prétendu expliquer la genèse du rhumatisme. Nous avons eu successivement les théories humorale, embolique, névrotrophique. Depuis que la médecine est devenue pathogénique, nous avons une théorie parasitaire du rhumatisme. Si la bactériologie ne lui en a pas encore fourni la preuve, la clinique accu-

(1) NORMAND, Revue générale des complications rénales dans le rhumatisme articulaire aigu. Th. de Paris, 1893.

mule en sa faveur toute une série de présomptions. Passons en revue ces diverses théories.

La théorie *humorale* est la plus ancienne : elle est, pour ainsi dire, la théorie traditionnelle. Sydenham, Boerhaave, Van Swieten incriminaient déjà une humeur peccante. De fait, les recherches modernes sont venues démontrer l'acidité de toutes les humeurs de l'organisme, au cours du rhumatisme : hyperacidité des sueurs, de l'urine, de l'épanchement péricardique (Charcot), de l'épanchement articulaire (Bouchard). Quel est l'acide pathogène ? Est-ce l'acide urique ? Mais Garrod ne l'a pas trouvé en excès dans le sang et Bartels ne l'a pas constaté davantage dans les urines. Est-ce l'acide lactique, comme le veulent Fuller et Senator ? Mais rien ne prouve que l'accumulation de cet acide, dans l'organisme, puisse déterminer les diverses localisations du rhumatisme. Un élève de Hanot, Pagnier (1), s'est soumis bénévolement à l'action de l'acide lactique sans jamais éprouver de souffrance articulaire. L'hyperacidité paraît donc la conséquence bien plus que la cause du rhumatisme.

La théorie *embolique*, soutenue par Pfeifer et Hueter, n'est basée que sur une série d'hypothèses. L'endocardite serait la lésion initiale et jetterait des embolies capillaires qui s'arrêteraient dans les petits vaisseaux de jointures pour y déterminer l'arthrite. Mais l'endocardite d'emblée est exceptionnelle dans le rhumatisme, et encore, existerait-elle, qu'il resterait à en trouver la cause et à prouver ces embolies capillaires.

La théorie *névrotrophique* paraît à première vue soutenue par des arguments plus solides. Sans même parler de l'encéphalopathie, le rôle joué par le système nerveux dans le rhumatisme est indéniable. Les sueurs profuses, l'atrophie musculaire, les troubles de la sensibilité, la symétrie des lésions articulaires, leur mobilité aussi bien que celle des lésions du poumon ou de la plèvre, semblent plaider en faveur d'une origine centrale nerveuse. Aussi certains auteurs, tels que Froriep ou Mitchell, n'ont-ils pas manqué de soutenir que les arthrites ne seraient que le résultat d'une sorte d'action réflexe trophique comparable à celle décrite par Charcot au cours de certaines maladies nerveuses. Friedlaender a été plus loin encore et a soutenu que les déterminations articulaires étaient la conséquence d'une localisation bulbaire au niveau du centre des jointures. Cette localisation bulbaire est purement hypothétique. Si cette théorie névrotrophique est incapable de nous expliquer le rhumatisme, tout au moins, comme la théorie humorale, elle comprend une part de vérité, car nombre des symptômes de la polyarthrite doivent être sous la dépendance du système nerveux actionné par le virus ou la toxine du rhumatisme.

La théorie *infectieuse* est aujourd'hui à l'ordre du jour et déjà elle

---

(1) Pagnier, Essai sur l'étiologie du rhumatisme articulaire aigu. Paris, 1884.

a rallié bien des suffrages. Elle n'a pas encore de sanction bactériologique, mais elle a pour elle de puissants arguments cliniques. L'hyperthermie, l'état général, l'albuminurie, la péricardite, la pleurésie,
l'angine plaident hautement en faveur de la nature infectieuse de la
maladie. On a invoqué également l'allure saisonnière que revêt quelquefois le rhumatisme, ainsi que de véritables petites épidémies de
maison signalées par quelques auteurs. Pocock et Schaefer, nous
l'avons dit plus haut, ont rapporté des cas de rhumatismes articulaires
développés chez des nouveau-nés issus de mères atteintes de rhumatisme au moment de l'accouchement. Ces observations seraient d'une
grande valeur, si elles étaient à l'abri de tout reproche ; mais
Hirsch (1) a prouvé par une critique minutieuse qu'il était loin d'en
être ainsi.

De nombreuses recherches bactériologiques ont été tentées en ces
dernières années sur la sérosité des articulations, sur les néoplasies
de l'endocarde, du péricarde, de la plèvre et ont abouti à des résultats
très divers. Quelques auteurs ont décrit des microbes spéciaux,
d'autres ont isolé des microbes vulgaires de la suppuration, d'autres
enfin n'ont trouvé aucun germe.

Passons d'abord en revue les quelques parasites spéciaux signalés
par différents auteurs.

Hueter et Klebs avaient cru trouver des monades, qui depuis n'ont
plus jamais été rencontrées. Mantle (2) a décrit des microorganismes
indéterminés. Lion, dans trois cas de rhumatisme articulaire aigu,
a rencontré dans les divers liquides de l'organisme un streptocoque
qui ne donnerait en culture dans le bouillon qu'une seule génération.
Lucatello (3) a trouvé un microbe anaérobie qui ne serait pas sans
analogie avec le précédent. Bordas (4), dans deux cas sur dix, a
retiré du sang du vivant une culture d'un bacille immobile. Leyden (5), dans plusieurs cas d'endocardite rhumatismale, a trouvé sur
les végétations de la séreuse de petits diplocoques qu'il n'a pu cultiver qu'une fois dans du liquide ascitique humain. Leyden pense,
sans oser pourtant l'affirmer, que ce micrococque est l'agent spécifique
du rhumatisme articulaire aigu : ce doute ne saurait être trop partagé.

Différents auteurs ont trouvé, dans la sérosité articulaire, dans le
sang, parfois dans les végétations de l'endocarde, les microbes vulgaires, tels que streptocoques (Buday, staphylocoques blancs ou
dorés (Bouchard, Birch-Hirschfeld, Triboulet), *citreus* (Sahli, etc.

Par contre, la liste serait longue à citer de toutes les tentatives
d'ensemencement qui sont restées stériles.

(1) Hirsch, *Deutsche med. Wochenschr.*, 1889.
(2) Mantle, *British med. Journal*, 1887, p. 1381.
(3) Lucatello, *Cinquième Congrès de la Soc. ital. de méd. int.*, in *Sem. méd.*,
1892, p. 452.
(4) Bordas, *Méd. mod.*, 21 mai 1890.
(5) Leyden, *Soc. de méd. int. de Berlin*, 2 juillet 1894.

Malgré ces résultats disparates, certains auteurs ont voulu conclure. Les uns, trouvant un microbe qui paraissait présenter quelques caractères particuliers, ont cru avoir rencontré le germe pathogène de la maladie, mais ces assertions ne reposent que sur des faits isolés, presque toujours sur une observation unique, et n'ont par cela même qu'une médiocre valeur. Le fait d'obtenir une arthrite, par l'inoculation intra-articulaire du microbe prétendu spécifique, est sans importance, puisque les expériences de Sahli ont montré que l'injection articulaire du bouillon stérile ou d'une solution de sel amenait les mêmes manifestations articulaires. Les autres, trouvant des germes vulgaires, considèrent que le rhumatisme n'est qu'un syndrome morbide symptomatique d'infections diverses et dû la plupart du temps à l'action de divers microbes pyogènes. En raison de la nature non suppurée des inflammations rhumatismales, de leur mobilité et de leur guérison rapide et radicale, certains auteurs n'ont pas hésité à formuler que le rhumatisme est une infection à microbes vulgaires, mais dont la virulence est atténuée. Singulière hypothèse, car comment expliquer, par l'action d'un microbe atténué, les formes graves, compliquées du rhumatisme ? comment expliquer surtout les localisations durables sur les séreuses, la température élevée et presque cyclique de la maladie ?

Après avoir exposé les recherches bactériologiques faites jusqu'à la publication de sa thèse, L. de Saint-Germain, concluait que « la clinique permet donc seule, jusqu'à présent, de considérer comme très probable la nature infectieuse du rhumatisme articulaire aigu ».

Dans les cas nombreux où des germes vulgaires ont été isolés, peut-être s'agissait-il souvent d'infections secondaires ou de pseudo-rhumatismes infectieux. Peut-être aussi ces découvertes n'ont-elles été parfois que l'expression de fautes de technique. On sait combien les staphylocoques sont fréquents à la surface de la peau; or, en puisant directement chez des rhumatisants le sang dans la veine avec une seringue stérilisée et en l'inoculant à forte dose dans les divers milieux de culture aérobies, Straus n'a jamais obtenu de développement d'aucun microbe.

Nous-même, en suivant ce procédé et en évitant ainsi d'ensemencer des microbes de la peau, n'avons obtenu aucun résultat dans cinq cas de rhumatismes polyarticulaires francs. Dans un cas compliqué de pleurésie rhumatismale, nous avons ensemencé sans résultat le liquide pleural, en divers milieux. L'inoculation de ce liquide à doses énormes, au cobaye (10 c. c.) et au lapin (30 c. c.) n'a déterminé chez ces animaux aucun effet pathologique.

Achalme (1) a isolé récemment, dans un cas de rhumatisme cérébral mortel, un bacille anaérobie différenciable du vibrion septique et du

____

(1) ACHALME, *Soc. de biol.*, 21 mars 1891 et 13 mars 1897.

bacille du charbon symptomatique, qu'il a considéré comme l'agent pathogène de la maladie. Ce bacille a été retrouvé par Thiroloix (1), qui, par son inoculation aux animaux, a reproduit des lésions endo-péricardiques.

TRAITEMENT. — Le rhumatisme articulaire aigu est une des rares maladies contre lesquelles nous possédons un médicament spécifique.

Le salicylate de soude, employé depuis tantôt vingt ans, n'a plus à faire ses preuves. L'acide salicylique fut employé pour la première fois en 1876 par Stricker, et, en 1877, G. Sée fit connaître les succès merveilleux obtenus par l'emploi du salicylate de soude. La sédation rapide de la douleur et l'abaissement de la température consécutifs à l'absorption des premières doses du médicament, la diminution très marquée de la durée de la maladie, parfois l'arrêt de développement des complications viscérales, lorsque la maladie est combattue à temps, tels sont les bienfaits de ce médicament, que l'on ne saurait trop vanter. Les résultats sont si constants et si rapides que son application, dans certains cas difficiles, peut servir de pierre de touche pour le diagnostic. Si le médicament ne produit aucun apaisement chez un malade atteint d'arthropathies multiples et de fièvre, on doit se demander si l'on ne se trouve pas en présence d'un pseudo-rhumatisme infectieux. On peut dire, sans exagération, que l'évolution clinique du rhumatisme a changé depuis l'emploi du salicylate, et tous nos maîtres nous disent que nous ne voyons plus dans nos hôpitaux ces cas de rhumatisme violent qui, pendant des semaines, arrachaient des cris de douleur aux malades.

Le mode d'emploi n'est pas indifférent. Le salicylate de soude doit être administré énergiquement, *largâ manu*, à la dose de 6 à 8 grammes par jour, chez l'adulte, en cas de rhumatisme intense, généralisé, avec fièvre élevée. Cinq grammes suffisent en cas de rhumatisme subaigu. Les doses doivent être fractionnées et prises par intervalles. Certains médecins donnent trois doses en vingt-quatre heures et immédiatement avant chaque principal repas. Il est préférable d'administrer au malade un gramme toutes les deux heures environ ; on évite ainsi certains malaises résultant de l'ingestion du médicament à dose massive, en une seule fois. Le salicylate s'absorbe soit par cachet d'un gramme, soit en solution dans l'eau, dans un julep gommeux, dans du sirop d'écorces d'oranges amères, dans une tisane aromatique pour masquer son goût désagréable. Pour plus de commodité, chaque cuillerée à bouche de la solution doit contenir un gramme du médicament. L'estomac tolère mieux le médicament lorsqu'on ingère, en même temps que chaque dose, un peu d'eau de Vichy ou de lait. Chez les névropathes excitables, on peut

____

(1) Thiroloix, *Soc. de biol.*, 13 mars, 9 octobre et 6 novembre 1897.

ajouter 25 centigrammes de bromure de potassium à chaque dose de 1 gramme de salicylate de soude. M. Bouchard associe au salicylate le bicarbonate de soude à la dose de 10 grammes par jour.

Pour ceux qui supportent mal le médicament administré par la bouche, on a préconisé les préparations salicylées données en frictions, en lavements ou en suppositoires.

Voici la formule de friction préconisée par Bourget (de Lausanne) :

<pre>
Acide salicylique..... ....)
Lanoline.. } ãã 5 grammes.
Essence de térébenthine........................)
Axonge   40   —
</pre>

On fait deux applications par jour sur les surfaces articulaires rhumatisées. L'absorption de l'acide salicylique est si rapide qu'on le retrouve dans les urines une demi-heure après l'application du topique. Les bons effets du traitement seraient aussi rapides et l'on éviterait ainsi les accidents buccaux ou gastriques d'origine médicamenteuse.

Erlanger (1) a donné la formule suivante pour lavements :

<pre>
Salicylate de soude............................. 6 à 8 grammes.
Eau 100   —
Teinture d'opium..................... ....   1gr,5
</pre>

À prendre en une fois.

On doit administrer un lavement évacuateur avant l'injection de la solution médicamenteuse qui doit être tiède et poussée dans le rectum à 20 centimètres de profondeur, à l'aide d'une sonde œsophagienne.

Le suppositoire a été préconisé par Lemanski (2). Sa formule est des plus simple :

<pre>
Salicylate de soude................................ 1 gramme.
Beurre de cacao.................................... Q..S.
</pre>

Pour un suppositoire. Cinq ou six suppositoires par jour.

L'administration en est facile, l'absorption rapide, et de toutes les méthodes extrabuccales celle-ci nous paraît la plus simple et la plus recommandable.

Le salicylate de soude est très efficace et très bien toléré chez les enfants. La dose doit varier suivant l'âge. On peut donner 2 à 3 grammes au-dessous de six ans, 3 à 4 grammes de six à dix ans, 4 à 5 grammes à partir de dix ans.

L'action du salicylate de soude, pour être immédiate, n'en doit pas

(1) ERLANGER, Deutsche Arch. für klin. Med., 1894. — Bull. méd., 1894, p. 841.
(2) LEMANSKI, Bull. méd., 1893, p. 864.

être moins prolongée : une recrudescence se produit si l'on cesse trop tôt la médication qui, dans les attaques sévères, doit être administrée pendant quinze jours et même trois semaines. Dès que la température s'est abaissée et que les douleurs se sont apaisées, la dose peut être réduite à 3 ou 4 grammes par jour.

Le degré d'intolérance vis-à-vis du salicylate varie suivant les sujets. Les bourdonnements d'oreilles et la surdité passagère en sont les signes les plus fréquents ; ils cessent d'ailleurs rapidement dès qu'on cesse le médicament. Des nausées, des vomissements, des troubles visuels, du délire, voire même des troubles cardiaques sont des symptômes d'intoxication plus graves, suffisants pour inviter à cesser le traitement. Le salicylate de soude, en plus, peut congestionner les reins, qui deviennent imperméables, laissent le médicament s'accumuler dans l'économie, pour y déterminer des accidents toxiques graves. Il est donc de règle d'examiner les urines des malades qu'on va soumettre à la médication salicylée. Pour certains médecins, l'albuminurie préalable serait toujours une contre-indication, mais tous sont loin de partager une opinion aussi exclusive. L'albuminurie, pour M. Talamon, n'est nullement une cause d'abstention, car « alors, dit-il, on ne donnerait pas le salicylate dans les cas où il réussit le mieux, c'est-à-dire dans les formes aiguës avec fièvre intense, formes dans lesquelles les urines sont toujours albumineuses (1) ». Lyon (2) pense que l'on doit renoncer au salicylate de soude seulement lorsque le malade est atteint d'une néphrite chronique antérieure au rhumatisme, mais non lorsque l'albuminurie est liée au rhumatisme même. Cette règle de conduite est, suivant nous, celle qui doit être conseillée.

En dehors de la néphrite préalable, d'autres contre-indications peuvent se présenter, telles l'existence d'une grossesse concomitante, les épistaxis, les vomissements, les symptômes de déchéance cardiaque ou l'apparition d'accidents cérébraux, tels que la céphalalgie et le délire. Même en présence de ces symptômes, il est difficile de dire exactement quand on doit renoncer à l'usage de ce médicament si merveilleux : c'est affaire de tact clinique.

Quand on est forcé d'abandonner l'acide salicylique, il reste encore à mettre en usage des médicaments qui, dans ces dernières années, ont été vantés comme succédanés.

Les principaux dérivés de l'acide salicylique qui peuvent être employés dans le rhumatisme articulaire aigu, comme succédanés du salicylate de soude, sont le salophène et l'aspirine.

Ils n'agissent tous deux qu'après dissociation de la combinaison ; le dédoublement de ces composés ne s'opère que dans l'intestin : ils

(1) TALAMON, Le traitement du rhumatisme articulaire aigu dans les hôpitaux de Paris (*Sem. méd.*, annexes, p. xcviii, 1892).
(2) LYON, Traité élémentaire de clinique thérapeutique, 1895, p. 770.

trouvent surtout leur indication dans les cas où l'on a intérêt à ménager l'estomac des malades.

Le salophène s'ordonne à la dose moyenne de 3 à 4 grammes par jour ; on peut l'élever jusqu'à 5 et 6 grammes.

L'aspirine ou acide acétylsalicylique s'ordonne à la dose de 1 à 2 grammes par jour, par cachets de $0^{gr},25$ à $0^{gr},50$.

Le salicylate de méthyle est facilement absorbé par la peau et son élimination commence rapidement après son application. Quoique ce médicament trouve surtout ses indications dans les arthropathies localisées du rhumatisme subaigu ou chronique, il est souvent d'une application utile au niveau des jointures frappées par le rhumatisme articulaire aigu. On répand, suivant les cas, de 3 à 15 grammes du médicament avec un compte-gouttes sur la peau des jointures malades, ou mieux sur un double de tarlatane qu'on applique ensuite sur la peau et qu'on entoure d'un taffetas gommé imperméable pour empêcher la diffusion des vapeurs.

L'antipyrine tient, parmi eux, la première place. Alexander et Demm, Masius. Bernheim (de Nancy) ont été parmi les premiers à signaler les bons effets de ce médicament. En 1887, G. Sée n'hésitait pas à dire que l'antipyrine pouvait soutenir la comparaison avec le salicylate de soude. L'antipyrine remplace avec avantage le salicylate, lorsque ce médicament est mal supporté ou détermine les accidents toxiques que nous avons énumérés. On le prescrit, en général, à l'intérieur, à la dose de 3 à 4 grammes par jour. M. Chauffard (1), qui donne la préférence à l'antipyrine sur le salicylate de soude, la prescrit à une dose variant, chez l'adulte, entre 4 grammes et un maximum rarement atteint de 8 grammes par jour. L'effet d'analgésie et de défervescence thermique est immédiat et l'attaque de polyarthrite est presque constamment coupée d'emblée. L'antipyrine est d'ordinaire bien supportée, sans occasionner aucun des effets cérébraux si pénibles de la médication intensive par le salicylate. Si la diaphorèse est trop abondante, M. Chauffard prescrit concurremment quelques granules de sulfate neutre d'atropine.

On a préconisé également l'usage des injections sous-cutanées prescrites de telle façon que chaque centimètre cube de la solution contienne 10 centigrammes d'antipyrine, mais ces injections sont si douloureuses, si souvent suivies d'abcès, qu'il vaut mieux s'en tenir, en général, à l'administration par la voie buccale.

Nombre de médicaments ont été encore proposés comme succédanés du salicylate de soude, tels le benzoate de soude par Senator, la salipyrine à la dose de 4 à 5 grammes, par Hennig; la phénacétine à la dose de 1 à 3 grammes, par Masius ; l'asaprol à la dose de 3 à 6 grammes, par Dujardin-Beaumetz; le chlorhydrate de phéno-

---

(1) CHAUFFARD. *Sem. méd.*, 1892, annexes, p. XCVIII.

colle à la dose de 1 à 4 grammes, par Hertel. Le salol, vanté par Bradford, est surtout utile dans les formes traînantes, alors que l'action du salicylate commence à s'épuiser. Après cette longue énumération, nous répétons encore que l'antipyrine est le seul médicament qui puisse être comparé au salicylate de soude.

Le traitement local des jointures malades ne doit pas être négligé ; il consiste surtout en enveloppements ouatés et en onctions avec des liniments calmants.

Quelques soins hygiéniques doivent compléter la médication. Le lit du malade doit être placé à l'abri des courants d'air, les draps doivent être légers et soutenus, si besoin est, par des cerceaux. L'alimentation doit être légère ; le lait et le bouillon doivent surtout en faire les frais. La constipation doit être évitée par des purgatifs répétés.

Le rhumatisme cérébral, dès ses premières manifestations, doit être combattu énergiquement par l'hydrothérapie froide. Un délire permanent et surtout l'hyperpyrexie en sont donc les premières indications.

Le bain froid doit être donné à 20°, avec affusion d'eau froide sur la tête, suivant les principes de la méthode de Brand, appliquée à la fièvre typhoïde. Le malade doit y être laissé un temps suffisant pour que la température tombe à 38°,5, et à sa sortie de l'eau il doit être réchauffé par des frictions et des boissons chaudes. Cette méthode hydrothérapique, préconisée par Wilson Fox, Maurice Raynaud, Blachez, Féréol, permet parfois de ramener à la vie des malades dont la situation semblait désespérée.

Les complications viscérales fournissent des indications spéciales. Les complications cardiaques, dès leur début, réclament des moyens locaux ou généraux. Localement, on appliquera des ventouses scarifiées, des sangsues, des vésicatoires volants ; si les battements du cœur deviennent fréquents et irréguliers, on prescrira de petites doses de digitale. Le traitement général est au moins aussi important. Le malade sera maintenu au lit et à la diète lactée ; c'est là le meilleur moyen d'assurer le repos du cœur. Pour Potain (1), le salicylate de soude est aussi utile contre les altérations cardiaques commençantes que contre les lésions articulaires.

Dans les cas de rhumatisme viscéral, à manifestations multiples et sévères, M. Jaccoud prescrit le tartre stibié à la dose de 20 à 40 centigrammes.

Durant la convalescence, le malade anémié a souvent besoin de toniques et de ferrugineux, et, pour les articulations qui n'ont pas encore recouvré leur souplesse, les massages, les bains de vapeur et les bains sulfureux sont souvent indiqués. Une cure à Aix-les-Bains, à Bourbonne-les-Bains, à Barèges complète parfois avantageusement

____

(1) Potain, Clinique médicale de la Charité, p. 277.

le traitement. Les eaux de Royat, de Néris, de Luxeuil sont à conseiller aux malades nerveux qui supportent mal les eaux sulfureuses.

Le rhumatisant guéri ne doit pas oublier qu'il a souffert d'une maladie dont la récidive est fréquente ; aussi doit-il se mettre à l'abri de toutes les causes qui peuvent en amener le retour ; il évitera le froid, surtout le froid humide, le surmenage et la fatigue. Là ne se borne pas la prophylaxie du rhumatisme, maladie qui évolue en général sur un terrain spécial, celui de l'arthritisme ; aussi est-ce en se soumettant à l'hygiène sévère des arthritiques que le rhumatisant pourra le mieux éviter de nouvelles attaques de son mal.

Les arthrites cervicales du cou, compliquées de torticolis chez l'enfant, comportent quelques indications spéciales. Au début, dit M. Lannelongue (1), il faut agir promptement et empêcher une mauvaise attitude de se produire. On évitera toute déviation de la tête en l'immobilisant dans un bon appareil plâtré qui du même coup atténuera la douleur et aidera à la résolution. Les raideurs tardives et les atrophies musculaires seront combattues par le massage et l'électricité. En cas de déviation permanente vicieuse, l'intervention appartient au chirurgien. Les indications de la ténotomie sont exceptionnelles ; le redressement forcé, maintenu ensuite à l'aide d'un appareil inamovible, a été préconisé par M. Lannelongue. Ce redressement doit être opéré avec la plus grande prudence pour éviter la compression bulbaire.

(1 Lannelongue, *Bull. méd.*, 1895, p. 792.

PSEUDO-RHUMATISMES INFECTIEUX

PAR

F. WIDAL

Professeur agrégé à la Faculté de médecine de Paris,
Médecin de l'hôpital Cochin.

CONSIDÉRATIONS GÉNÉRALES. — L'idée que certaines arthropathies, simulant plus ou moins le rhumatisme articulaire vrai, pouvaient être créées de toutes pièces par les diverses maladies infectieuses spécifiques, ne s'est définitivement imposée à l'opinion médicale que depuis une quinzaine d'années seulement. Ce n'est pas que les auteurs qui, depuis le commencement du xixe siècle, s'étaient occupés spécialement du rhumatisme, n'aient pas pressenti l'existence de pseudo-rhumatismes infectieux.

Ainsi Bouillaud (1) parle de certaines arthrites survenant au cours d'états infectieux, et s'efforce de distinguer ces formes auxquelles il donne le nom de *pseudo-rhumatismes*. Ce même terme est souvent employé par M. Besnier (2) pour dénommer ces mêmes arthropathies survenant au cours d'infections diverses. La conception de Bouillaud était encore trop indécise et trop peu claire dans l'esprit même de son auteur pour qu'elle pût faire fortune ; ainsi, dans ses descriptions Bouillaud confond constamment avec le rhumatisme vrai les pseudo-rhumatismes infectieux qu'il avait pressentis, et il affirme que la polyarthrite aiguë fébrile peut suppurer. Si on relit cependant les trente-sept observations d'arthrites rhumatismales suppurées qu'il a rapportées (3), on s'aperçoit rapidement que, sous le nom d'*arthrites rhumatismales*, il a décrit des arthrites puerpérales pyohémiques. Dans quelques cas, la suppuration de l'article suit de près l'application de sangsues au pourtour de la jointure, si bien que l'on peut se demander s'il ne s'agit pas d'une infection locale secondaire et consécutive aux piqûres de ces animaux. En vain J.-P. Teissier et Laségue avaient-ils essayé de séparer nettement du rhumatisme vrai toutes les arthrites suppurées ; les esprits n'étaient pas encore préparés à cette

---

(1) Bouillaud, Traité clinique du rhumatisme articulaire aigu. Paris, 1840.
(2) Besnier, *Dict. encycl.*, art. Pseudo-rhumatisme.
(3) Bouillaud, Traité clinique du rhumatisme articulaire aigu, p. 116.

conception. Toute arthrite aiguë était du rhumatisme, et cette idée
était tellement ancrée dans la conscience médicale que, le jour où la
dichotomie s'opéra, on fut obligé de créer le terme de *pseudo-rhumatisme*, sous peine de n'être pas compréhensible. Les idées que, sur la
foi de Bazin, l'on se faisait sur les diathèses en général, et sur la
diathèse arthritique en particulier, devaient également reculer toute
entente. Si toute arthrite aiguë était du rhumatisme, le rhumatisme
lui-même dépendait toujours d'un état général, l'arthritisme, qui créait
de toutes pièces les arthropathies communes.

Le reflet de cette opinion se retrouve constamment dans la discussion qui eut lieu en 1866 à la Société médicale des hôpitaux, sur le
rhumatisme blennorragique. Aujourd'hui nous sommes en droit de
penser que l'arthritisme ne crée pas plus le rhumatisme que la scrofule ne crée la tuberculose; il n'est qu'un état général prédisposant
au développement du germe encore inconnu de la polyarthrite aiguë
fébrile, mais n'exerçant aucune influence sur le développement des
arthropathies spécifiques des diverses maladies infectieuses.

Dans son cours de 1881, M. Bouchard eut le grand mérite de
formuler d'une façon claire et précise les caractères des pseudo-
rhumatismes ; à lui revient l'honneur de les avoir fait classer définitivement en nosographie. « Toutes les maladies infectieuses, disait-il,
peuvent présenter parmi leurs manifestations contingentes des
déterminations articulaires distinctes du vrai rhumatisme et relevant de l'infection générale de l'économie. » L'observation clinique
et les recherches bactériologiques n'ont fait que confirmer depuis
quinze ans la vérité de cet axiome; elles sont venues démontrer également, comme l'avait vu M. Bouchard, combien fréquente est la
suppuration au cours de ces pseudo-rhumatismes. Les idées de
M. Bouchard furent reprises et soutenues, en 1883, par son élève
Bourcy (1), adoptées en 1886 par M. De Lapersonne (2), exposées dans
une revue générale par Marfan (3) et soutenues encore par Mauclaire (4). Elles ont inspiré la plupart des travaux publiés sur la
matière.

Les pseudo-rhumatismes de la blennorragie, de l'érysipèle, de
l'infection puerpérale, de l'infection urinaire, des diverses pyohémies,
de la pneumonie, de la scarlatine, de la fièvre typhoïde, de la diphtérie,
de la variole, de la rougeole, de la dysenterie, de la grippe, de la
syphilis, des oreillons, de la morve, etc., ont aujourd'hui leur histoire appuyée sur un grand nombre de faits. Nous avons appris la
nature infectieuse des pseudo-rhumatismes consécutifs aux angines,

(1) P. Bourcy, Déterminations articulaires des maladies infectieuses : pseudo-
rhumatismes infectieux. Th. de Paris, 1883.

(2) De Lapersonne, Th. de Paris, 1886.

(3) Marfan, Les pseudo-rhumatismes infectieux (*Gaz. des hôp.*, 18 février 1888).

(4) Mauclaire, Des arthrites suppurées dans les principales maladies infectieuses
(*Arch. gén. de méd.*, janvier, février, mars, avril 1895).

aux dilatations bronchiques, aux plaies ; nous avons même appris à concevoir la possibilité d'un pseudo-rhumatisme infectieux venant compliquer une attaque de rhumatisme vrai.

Il y a quinze ans, on divisait les pseudo-rhumatismes en deux grands groupes : dans le premier étaient compris ceux qui survenaient au cours d'infections connues, cataloguées ; dans le second étaient placés ceux dont la cause échappait : M. Bouchard les appelait les *pseudo-rhumatismes infectieux proprement dits*. Si, au point de vue de la pathologie descriptive, cette division doit être conservée, les constatations microbiologiques sont venues démontrer qu'au point de vue pathogénique elle était loin d'être aussi rigoureusement caractéristique. Ainsi, nous avons appris que les arthropathies survenant au cours de maladies infectieuses pouvaient être dues à l'agent spécifique ou à des agents vulgaires d'infections secondaires ; d'autre part, le cadre des pseudo-rhumatismes proprement dits s'est rétréci, et nous savons que beaucoup d'entre eux sont fonctions de la streptococcie, de la staphylococcie, de la pneumococcie, comme l'arthrite blennorragique est fonction de la gonococcie.

S'il est vrai que toute infection peut se compliquer d'arthropathies, les pseudo-rhumatismes sont surtout l'apanage de quelques-unes d'entre elles, de la blennorragie, de la pyohémie, etc. ; mais, avant d'esquisser leur histoire clinique, voyons ce que les recherches bactériologiques nous ont appris à leur sujet.

BACTÉRIOLOGIE. — Lorsqu'on examine, au point de vue bactériologique, les liquides retirés des articulations frappées de pseudo-rhumatisme, on n'y trouve que par exception le microbe spécifique de l'infection primitive ; plus souvent on isole des microbes d'infections secondaires ; plus souvent encore, on n'isole aucun parasite.

Envisageons d'abord le premier cas.

La blennorragie, la pneumonie et la fièvre typhoïde sont, en dehors de l'érysipèle et des diverses manifestations de la streptococcie, à peu près les seules maladies dont le germe spécifique ait été retrouvé au niveau des jointures lésées. Nous ne parlons pas ici des arthrites tuberculeuses ou tumeurs blanches, dont les lésions spécifiques sont si différentes des lésions banales des pseudo-rhumatismes qu'elles constituent un groupe à part.

Dans la blennorragie, on compte les cas où le gonocoque a pu être isolé d'arthrites purulentes d'une façon indubitable. De 1885 à 1886, des auteurs tels que Pétrone, Kammerer, Horteloup et Bousquet, Wyszemirsky, Hall, Smirnoff, Hartley l'avaient constaté plusieurs fois, mais à cette époque on prenait si peu de soins à différencier le gonocoque, que la plupart de ces observations peuvent être contestées. Par contre, dans ces dernières années, on a publié quelques rares faits qui semblent à l'abri de toute critique, tels ceux de Deutschmann (1890), de Lindemann (1892), de Stern (1892), de Haushalter

(1895), de Griffon (1895). Ajoutons que Macaigne et Tollemer (1) ont trouvé des gonocoques dans un cas de synovite du médius. Mais, à côté de ces quelques faits positifs, que de recherches stériles ! Comme la plupart des bactériologistes qui se sont occupés de la question, nous n'avons jamais trouvé dans le liquide articulaire aucun microbe et pourtant nous l'avons cherché dans sept cas d'arthrites séro-purulentes ; quelques expérimentateurs ont isolé le streptocoque ou des staphylocoques, ce qui nous explique les faits de pyohémie déjà observés, au cours de la blennorragie, par les anciens cliniciens. D'une façon générale, on peut donc dire que, dans les arthropathies de la blennorragie, le gonocoque est le microbe le plus exceptionnellement trouvé. Dans quelques cas on isole les germes pyogènes vulgaires ; presque toujours les recherches sont stériles.

Au cours de la pneumonie, on note assez souvent des arthrites suppurées par infection secondaire. Ces arthrites sont graves et en général causées par le streptocoque. Par contre la liste est déjà longue des cas où le pneumocoque seul a été isolé du liquide articulaire. On peut citer parmi les plus probants ceux de Guarneri, Foa et Bordone-Ufreduzzi, Popescu, Guiffry, Testi, Monti, Belfanti et Somiter, Picqué et Veillon, Boulloche, Macaigne et Chipault, Chantemesse, Widal et Meslay.

Dans le pus des arthropathies de l'érysipèle, le plus souvent on trouve le streptocoque ; parfois ce microbe y est mélangé à des germes d'infection secondaire, à des staphylocoques, comme dans le cas de Gaillard. Dans le liquide de l'hydarthrose érysipélateuse pure et simple, on peut également trouver le streptocoque, comme Breusing l'a constaté deux fois ; parfois enfin on ne trouve aucun microbe.

Les pseudo-rhumatismes de la fièvre typhoïde sont plus mal connus, au point de vue bactériologique, en raison de leur rareté, et les cas où l'examen a été pratiqué sont encore très peu nombreux. Les arthrites, comme dans les autres infections, sont dues parfois à des infections secondaires ; ainsi Max Schuller dit avoir trouvé plusieurs microbes associés dans des cas d'arthrites au cours de la fièvre typhoïde. Dans un cas de Danlos (2) et de Straus, une polyarthrite non purulente s'était déclarée au cours d'une dothiénentérie au niveau des genoux, des coudes, des hanches et de la main droite. L'examen bactériologique du liquide articulaire ne permit de déceler aucun microbe.

Quelques observations ont été rapportées, où le bacille d'Eberth aurait été isolé. Smirnow aurait trouvé le bacille d'Eberth dans le liquide d'une arthrite compliquant une fièvre typhoïde (3).

(1) MACAIGNE et TOLLEMER, *Soc. anat.*, mars 1893.
(2) DANLOS, *Soc. des hôp.*, 1887.
(3) MAUCLAIRE, *loc. cit.*

Delanglade et Chibret (1) ont cultivé le bacille typhique en ensemençant le liquide louche d'une arthrite typhoïde. Cette arthrite était survenue vers le vingt-neuvième jour environ de la maladie, alors que la température oscillait entre 37°,7 et 38°8. Deux mois après son apparition, cette localisation, qui n'avait amené aucune modification dans la courbe thermique, n'avait pas encore disparu.

Rappelons que dans une lésion bien voisine de celle des arthrites, dans une synovite des gaines du cou-de-pied gauche, M. Grancher (2) a isolé du pus le bacille d'Eberth qui s'y trouvait à l'état de pureté.

Pour éclairer cette question de l'arthrite spécifique de la fièvre typhoïde, Orloff et Colzi ont tenté des expériences qui méritent d'être rapportées.

Orloff (3) injecta des cultures de bacille typhique dans des genoux de lapin. L'articulation devenait rapidement tuméfiée, puis tout le tissu cellulaire sous-cutané de la jambe correspondante devenait œdémateux. Dans la cavité articulaire on trouvait dès les premiers jours une sérosité plus ou moins louche qui, bientôt, devenait purulente et riche en bacilles d'Eberth.

Colzi a pu retrouver le bacille d'Eberth dans les articulations des lapins après son inoculation dans le sang. Voici une première expérience. Immédiatement après avoir injecté une dilution de bacille typhique dans la veine de l'oreille, on luxe la hanche de l'animal. La mort survient après quarante-huit jours et, dans l'articulation luxée, on trouve une suppuration abondante, la tête fémorale nécrosée et séparée de la cavité cotyloïde abcédée. Le pus fournit des cultures peu abondantes de bacilles d'Eberth. Dans une autre série d'expériences, Colzi, au lieu de luxer la hanche, fracture le fémur des lapins. Il trouve un abcès au point de la fracture et, en plus, dans l'articulation du genou, une collection liquide et la synoviale turgescente. De l'exsudat on isole de nombreux bacilles typhiques.

Ces recherches permettent donc de ranger le bacille d'Eberth parmi les rares microbes spécifiques dont on ait pu jusqu'à présent constater bactériologiquement l'action sur les jointures.

Les microbes d'infection secondaire se rencontrent fréquemment dans les jointures frappées par le pseudo-rhumatisme ; on peut y constater les staphylocoques, le *citreus*, mais surtout le streptocoque, qui se comporte comme dans les cas où il est agent d'infection primitive, dans l'érysipèle par exemple. On le trouve surtout dans les arthrites suppurées, mais aussi dans celles qui ne le sont pas ; dans ce cas, on est en droit de penser qu'il s'agit d'infections atténuées.

Le plus souvent on ne peut trouver le moindre microbe au niveau

(1) DELANGLADE et CHIBRET, *in* L. DE SAINT-GERMAIN. Thèse, p. 86.
(2) GRANCHER, Complications de la fièvre typhoïde (*Bull. méd.*, 1892, p. 1271).
(3) ORLOFF, *Centralbl. für Bakter.*, 1890, et *Wratch*, 1890, nᵒˢ 4, 5 et 6, analysé *in Centralbl. für Bakter.*, 1890, t. VIII, p. 366.

des articulations lésées. Si l'on admet que la diphtérie peut se compliquer d'arthropathies, on peut prévoir *a priori* qu'on n'en retrouvera pas le microbe au niveau des synoviales, puisque le bacille de Löffler ne sait pas se généraliser ; même dans nombre d'arthropathies développées au cours d'infections dont le microbe se généralise, on peut chercher parfois des microbes dans les jointures sans les trouver ; c'est ce qui s'observe parfois au cours de la streptococcie par exemple.

Dans le cas où on trouve l'agent pathogène, son arrivée est facile à expliquer au niveau de l'article malade. Si, laissant de côté les arthrites essentiellement chirurgicales, consécutives à un traumatisme direct ou à la propagation d'un foyer de suppuration jusque dans l'articulation, on ne considère que les arthro-mycoses d'origine endogène, on peut dire que l'infection se fait quelquefois par la voie lymphatique, souvent par la voie vasculaire sanguine. L'expérimentation en a fourni dès longtemps la preuve. Si l'on inocule dans le sang d'un animal un microbe pyogène, et si l'on vient à lui fracturer un os ou à lui léser une articulation, le microbe en circulation colonise en général au niveau du point traumatisé et y détermine un foyer de suppuration. L'observation clinique, soit dit en passant, nous fournit maints exemples de traumatismes articulaires de cause interne servant de point d'appel à l'infection. Les lésions articulaires préalables sont parfois nettement évidentes, telle l'arthrite sèche ou l'arthropathie tabétique ou syringomyélitique qui viennent à s'infecter et dont le pus ou la sérosité contient des microbes divers. Ici l'infection est aidée encore par la lésion nerveuse. Les expériences de M. Hermann (1) ont montré en effet que la section du nerf sciatique favorisait dans les différentes parties du membre privé d'innervation (articulation, moelle osseuse, bourses séreuses, tissu de cicatrice opératoire) la localisation des staphylocoques circulant dans le sang. Récemment Kasparek (2) a repris ces recherches en se servant des cultures du staphylocoque, du streptocoque et du pneumocoque et a montré que chez les animaux sacrifiés après injection intraveineuse de la culture, déjà au bout de vingt-quatre heures on trouvait du pus contenant des microbes dans l'articulation tibio-tarsienne, de même que dans la moelle osseuse du tibia du côté énervé. Dans le membre non énervé, la suppuration faisait, au contraire, complètement défaut, ou bien l'articulation renfermait des microbes peu nombreux. Le plus souvent, la raison du point d'appel paraît introuvable ; dans quelques cas, une enquête minutieuse permet pourtant parfois de déceler une cause inattendue. C'est ainsi que j'ai observé récemment à l'hôpital Beaujon une monoarthrite localisée à l'articu-

(1) Hermann, *Ann. de l'Inst. Pasteur*, avril 1891.

(2) Kasparek, Influence du système nerveux sur la localisation des microbes dans es articulations (*Wien. klin. Wochenschr.*, 8 et 15 août 1895).

lation métatarso-phalangienne du côté gauche chez un saturnin invé-
téré atteint d'une péricardite purulente primitive à pneumocoques (1).
A l'autopsie, deux ou trois gouttes de liquide séro-purulent contenant le pneumocoque à l'état de pureté purent être recueillies au
niveau de la synoviale malade. A l'œil nu, on ne pouvait déceler
dans l'articulation la moindre lésion goutteuse, mais l'examen histologique montra des cristaux d'urate de soude au niveau des
cartilages diarthrodiaux. Cette localisation unique au niveau d'une
petite jointure en général respectée par l'infection n'était donc for-
tuite que d'apparence. La localisation uratique préalable avait
entraîné la localisation infectieuse. En un mot, la détermination
articulaire chez ce malade atteint d'infection pneumococcique était
de cause toute professionnelle et devait être cherchée dans le saturnisme qui avait créé l'uricémie. Les localisations articulaires infectieuses ne sont pas l'effet de pur hasard; elles doivent être le plus
souvent régies par des conditions histologiques, humorales ou dyna-
miques qui échappent encore le plus souvent à l'observation clinique.

Nous avons assisté avec M. Mercier (2) à une explosion de synovites multiples chez un homme de quarante-six ans au déclin d'une
pneumonie. Nous avons noté de la douleur et de la tuméfaction le
long des tendons des péroniers latéraux du côté gauche, au niveau
des deux régions rotuliennes et au niveau de l'articulation scapulo-
humérale gauche. Mêmes symptômes au niveau de la gaine des
extenseurs du médius et de l'annulaire du côté gauche. Le pus
retiré, pendant la vie, de l'articulation tibio-tarsienne et de la gaine
des extenseurs contenait des pneumocoques à l'état de pureté.

A l'autopsie, l'examen histologique d'une gaine synoviale et d'un
tendon du poignet baignant dans le pus n'a montré que des altérations superficielles consistant en desquamation des cellules endothéliales, congestion vasculaire, infiltration leucocytaire et foyers
hémorragiques. Notre malade rapportait que vingt-quatre ans
auparavant, dans la convalescence d'une fièvre typhoïde, il avait été
pris d'arthropathies douloureuses qui avaient persisté pendant qua-
torze mois. Il semble que ce sujet ait eu une sensibilité toute spéciale de son système séreux qui s'était laissé toucher par l'infection
pneumonique comme jadis par l'infection typhique.

J'ai assisté, d'autre part, avec M. Lesné (3) à l'apparition d'une
synovite des extenseurs et au développement d'une arthrite suppurée
de l'articulation sterno-claviculaire gauche, chez un sujet présentant

(1) WIDAL et MESLAY. Péricardite et arthrite purulentes et pneumocoque de l'articulation métatarso-phalangienne du gros orteil gauche Soc. anat., 19 juillet
1895).

(2) WIDAL e MERCIER, Synovites multiples à pneumocoques, autopsie. (Soc. méd.
des hôpit., 11 juin 1895).

(3) WIDAL et LESNÉ. Arthrite et synovite primitive à pneumocoques. Rhumatisme
chronique préalable (Soc. méd. des hôpit.. 6 mai 1898).

des déformations légères de rhumatisme chronique au niveau des petites articulations des mains et des pieds. L'arthrite sterno-claviculaire avait laissé après la guérison, au niveau de l'extrémité interne de la clavicule, une ostéo-périostite donnant la sensation d'une hyperostose.

On peut admettre que, dans un certain nombre de cas où l'examen bactériologique est resté infructueux, le microbe avait déjà disparu du liquide articulaire au moment où les recherches ont été pratiquées. Ainsi, dans la suppuration des synoviales ou des bourses séreuses consécutives à la pneumonie, presque toujours on dépiste le pneumocoque, mais il est des cas exceptionnels où le pus peut paraître stérile. J'ai pratiqué l'examen bactériologique du pus d'un hygroma sous-deltoïdien développé chez un de mes malades, au cours d'une pneumonie. Dans ce pus, qui fut examiné quinze jours après la défervescence et qui présentait tous les caractères physiques du pus à pneumocoques, je ne pus isoler le moindre microbe, ni par la culture, ni par l'inoculation aux animaux. N'est-il pas logique de penser que, dans ce cas, le pneumocoque avait disparu de la suppuration, au moment de l'examen ? Peut-être avait-il été déjà absorbé par phagocytose ? Peut-être dans ce cas l'arthrite était-elle simplement d'origine toxique ? Les toxines microbiennes doivent sans doute jouer un rôle fréquent dans la genèse de ces arthropathies qui paraissent amicrobiennes à l'examen. Charrin (1) a montré que l'injection de quatre ou cinq gouttes de culture pyocyanique stérilisée dans la synoviale des animaux déterminaient la suppuration et des désordres très prononcés de l'article. Dans le même ordre d'idées, Roux et Yersin ont insisté depuis longtemps déjà sur la fréquence de la pleurésie amicrobienne, au cours de l'infection diphtérique du cobaye.

Les toxines ont-elles une action directe sur la synoviale ou une action indirecte par l'intermédiaire du système nerveux ? L'avenir aura à nous éclairer sur ce point.

Tel est le bilan de nos connaissances sur la bactériologie et la pathogénie des pseudo-rhumatismes. Elles sont encore, on le voit, peu étendues; si elles nous permettent d'affirmer, preuves en main, la nature infectieuse de certains de ces pseudo-rhumatismes, que de recherches négatives encore, dont la raison n'est peut-être pas aussi simple que nous l'avons supposé! Au point de vue du diagnostic, on conçoit combien les recherches bactériologiques, si souvent infructueuses, sont incapables de nous renseigner, dans les cas où la limite est indécise en clinique, entre un pseudo-rhumatisme infectieux et un rhumatisme subaigu vrai.

Les arthrites suppurées graves déterminent parfois des délabrements étendus de l'article ; les arthrites plastiques ankylosantes

---

(1) Charrin, *Soc. de biol.*, 21 juillet 1894.

comme celles de la blennorragie produisent souvent des néoforma-
tions fibreuses, abondantes. Les lésions seront étudiées, en particulier,
en d'autres chapitres de ce *Traité*.

Les arthrites d'origine pneumococcique même suppurées peuvent
produire par contre des lésions cartilagineuses légères, que nous
avons pu étudier dans le cas auquel nous avons déjà fait allusion.
Dans les cartilages de l'articulation métatarso-phalangienne gauche
qui contenait quelques gouttelettes de pus, la substance fondamentale
était intacte. Les lésions purement irritatrices portaient seulement
sur les capsules cartilagineuses qui étaient augmentées de nombre et
sur les cellules cartilagineuses qui étaient tuméfiées pour la plupart
et œdématiées. Certaines de ces cellules présentaient même des
lésions régressives, allant quelquefois jusqu'à la disparition du noyau.
Ces altérations sont comparables à celles décrites dans l'arthrite
rhumatismale aiguë.

SYMPTOMATOLOGIE. — Au point de vue clinique, les pseudo-
rhumatismes présentent toute une série de caractères communs. Ce
sont eux que nous allons passer en revue. Les caractères particuliers
à chacun d'eux seront décrits dans les chapitres de ce *Traité* consacrés aux maladies primitives dont ils émanent.

Les pseudo-rhumatismes se rencontrent, en général, au cours
d'états infectieux nettement déterminés ; mais, dans quelques cas, les
arthropathies sont les uniques marques de l'infection ; cliniquement,
le pseudo-rhumatisme est alors une véritable infection à détermination articulaire. Dans les antécédents du malade, on ne trouve pas,
en général, ces stigmates de l'arthritisme (épistaxis, hémorroïdes,
migraines, lithiase, asthme, etc.), qui se rencontrent aussi fréquemment, nous l'avons vu, dans les antécédents des rhumatisants vrais
que la scrofule dans le passé des tuberculeux.

Les pseudo-rhumatismes sont fréquemment polyarticulaires, mais
ils sont beaucoup moins généralisés que la polyarthrite aiguë de
Bouillaud ; ils sont oligo-articulaires, pour employer une expression
de M. Besnier. La douleur peut se généraliser à un grand nombre
de jointures, mais pour peu de temps. Rapidement, le pseudo-
rhumatisme se localise à une ou deux jointures, non pour y occasionner des poussées fluxionnaires fugaces comme dans le rhumatisme vrai, mais pour y déterminer des lésions tenaces, profondes,
ankylosantes, qui font trop souvent du malade un infirme.

Les symptômes généraux précèdent, en général, plutôt qu'ils ne
suivent l'apparition des arthropathies. Dans la blennorragie, le rhumatisme survient du sixième au vingtième jour ; mais, en général,
le pseudo-rhumatisme est une complication terminale de l'infection.

Au point de vue local, chaque pseudo-rhumatisme a bien sa physionomie particulière ; il a même ses jointures de choix. Ainsi, la
blennorragie a une prédilection pour le poignet, le genou, l'articu-

lation sterno-claviculaire, la fièvre typhoïde pour la hanche, la pneumonie pour l'épaule, la scarlatine pour les petites jointures des doigts, mais ce n'est là qu'une prédilection, car presque toutes les jointures peuvent être touchées par chaque variété de pseudo-rhumatisme. Certains pseudo-rhumatismes affectionnent même une évolution particulière. Ainsi, le pseudo-rhumatisme blennorragique a tendance à se terminer par une arthrite plastique, fibreuse, ankylosante ; le propre des pseudo-rhumatismes à streptocoques est de se terminer par une arthrite suppurée avec phénomènes généraux graves de septicémie ou de pyohémie. L'évolution du pseudo-rhumatisme à pneumocoques est toute particulière. Le pus est dans la synoviale en petite quantité, n'occasionne aucun désordre histologique, comme nous avons pu nous en convaincre récemment dans un fait personnel, et la lésion évolue sans le cortège des phénomènes généraux graves qui accompagnent, en général, les suppurations articulaires. En un mot, l'arthrite suppurée à pneumocoques, comme la pleurésie purulente ou la péritonite due à ce microbe, évolue à bas bruit, sans provoquer de réaction générale vive et participe au pronostic, relativement bénin, qui caractérise les diverses suppurations à pneumocoques. A en juger par quelques faits, rares encore, on peut déjà émettre l'hypothèse que les arthropathies typhiques à bacilles d'Eberth, même suppurées, doivent évoluer, en général, sans grand fracas, presque d'une façon froide, à la façon des ostéites dues au même microbe, que nous avons fait connaître dans un autre travail (1). Les observations, en se multipliant, pourront seules nous renseigner définitivement sur ce point.

Si, au point de vue clinique, certains pseudo-rhumatismes affectent plus fréquemment une forme spéciale d'arthropathies, toutes les variétés de lésions articulaires peuvent s'observer au cours de chacun d'eux. Le rhumatisme blennorragique peut être considéré comme le type des rhumatismes infectieux ; c'est celui, du moins, que nous observons le plus souvent et qui, depuis longtemps, est le mieux étudié. Énumérons ses diverses formes qui serviront de types à notre description. On peut en distinguer six principales :

1º La forme arthralgique ; on constate simplement, dans ce cas, des douleurs très vives au niveau des jointures, douleurs exagérées par les mouvements et la pression.

2º La forme hydropique ; un épanchement de sérosité se forme dans une jointure, celle du genou de préférence. C'est là une forme d'hydarthrose infectieuse, se développant rapidement et se résolvant avec lenteur.

3º La forme de polyarthrite subaiguë ; plusieurs jointures sont touchées, les douleurs sont modérées, la tuméfaction plus ou

____

(1) CHANTEMESSE et WIDAL, *Soc. méd. des hôp.*, 1893.

moins marquée, la réaction inflammatoire plus ou moins vive.

En général tous les symptômes disparaissent sans laisser grande trace. Parfois cependant la maladie semble s'épuiser sur une ou deux jointures qui restent longtemps endolories, impotentes et peuvent rester ankylosées. Il est des cas enfin où l'on assiste à l'évolution d'une forme mixte où, à côté d'arthrites subaiguës, on observe par exemple une hydarthrose.

4° La monoarthrite aiguë plastique ankylosante, qui est souvent la terminaison d'une hydarthrose ou d'une arthrite subaiguë. Dans sa forme primitive, dont le type a été bien décrit par Brun (1), l'arthrite plastique ankylosante emprunte une physionomie toute spéciale, aussi bien à son mode de début qu'à son mode de terminaison.

La première période est caractérisée par des douleurs extrêmement vives et surtout par un œdème rouge, d'aspect inflammatoire, des parties environnantes. Cet œdème donne l'illusion du phlegmon, d'où le nom d'*œdème pseudo-phlegmoneux*, mais les ganglions de voisinage ne sont pas tuméfiés, la fluctuation fait défaut, la température est peu élevée, autant de symptômes qui mettent sur la voie du diagnostic. Dans nombre de cas, cependant, en présence de symptômes locaux si intenses, on ne peut s'empêcher de pratiquer l'incision, qui ne laisse écouler que du sang, de la sérosité et pas de pus. L'incision, quand elle est pratiquée, n'empêche pas l'œdème de persister longtemps encore (2).

Le membre devient rapidement impotent et une ankylose complète et trop souvent définitive caractérise la seconde période, d'où l'indication formelle d'immobiliser le membre le plus rapidement possible dans une bonne position.

5° L'arthrite franchement purulente qui est relativement rare. On trouvera dans le travail de Mauclaire (3) l'indication bibliographique de la plupart des observations qui en ont été publiées. L'arthrite séro-purulente est beaucoup plus fréquente. Le liquide est épais, visqueux, semble sur le point de devenir purulent et rappelle le pus catarrhal de Volkmann. Le pus peut être d'origine gonococcique ou dû à l'action des germes pyogènes vulgaires.

6° La polyarthrite déformante progressive, qui peut simuler le rhumatisme des goutteux, signalée par Besnier.

Le rhumatisme blennorragique peut affecter toutes ces modalités, mais la forme plastique ankylosante est celle qui lui est la plus particulière. On peut dire que de tous les pseudo-rhumatismes c'est lui qui a le plus de tendance à former du tissu fibreux dans les articulations ou à leur pourtour.

Il n'est aucune de ces formes qui ne puisse se rencontrer dans les

(1) Voy. pour la description de cet œdème phlegmoneux, Brun, Th. Paris, 1881.
(2) Brun, De l'arthrite aiguë d'origine blennorragique. Th. Paris, 1881.
(3) Mauclaire, *loc. cit.*, p. 180.

principaux pseudo-rhumatismes que la clinique offre à notre observation.

Prenons comme exemple les mieux connus, ceux de la streptococcie, de la scarlatine, de la diphtérie, de la pneumococcie, et nous
y trouverons cette diversité de formes.

Au cours de l'érysipèle on peut observer l'arthralgie pure et simple,
l'hydarthrose, l'hémarthrose et plusieurs variétés de pyarthrose.

L'arthralgie et l'hydarthrose ont été signalées par Perroud (1), Gosselin, Raynaud (2), Aubrée (3), Boucher (4), Zuelzuer (5), Legendre
et Beaussenat (6), etc., l'hémarthrose par Hervez (7). Quant aux observations de pyarthrose, elles sont déjà nombreuses. Cliniquement,
d'après Tilmanns (8) on peut en observer deux variétés distinctes
suivant la période de la maladie à laquelle elles apparaissent. Le plus
souvent elles surviennent dès les premiers jours; leur marche est
alors très aiguë et très maligne. Leurs lésions sont rapidement destruc-
tives, envahissantes, si bien qu'en général ces arthrites suppurées,
précoces, sont une manifestation de pyohémie survenant au cours de
l'érysipèle. Certaines pyarthroses tardives, qui apparaissent pendant la
convalescence à la façon de certains abcès du tissu cellulaire, sont très
graves au point de vue de la fonction articulaire, mais plus bénignes
au point de vue de l'état général : elles sont, si l'on peut dire, fonction
d'une pyohémie atténuée. D'après Richardière, on observerait parfois
des arthrites rhumatismales vraies survenant à l'occasion d'un érysipèle.

Dans tous les états morbides où le streptocoque entre en jeu, on
peut retrouver ces diverses variétés d'arthropathies.

Dans l'arthrite purulente consécutive à l'infection puerpérale, nous
avons été des premiers à constater le streptocoque (9). La plupart des
arthrites, suppurées ou non, de la menstruation, de la grossesse, de la
lactation sont dues très vraisemblablement à des infections atténuées
d'origine utérine et le streptocoque doit souvent jouer un rôle dans
leur genèse.

Le pseudo-rhumatisme de la scarlatine se présente également sous
des formes variées; Chevalet (10) en décrit quatre variétés : forme
arthralgique, polyarthrite séreuse, hydarthrose, arthrite suppurée.

La polyarthrite séreuse est la véritable manifestation du rhumatisme
scarlatineux. Elle se localise sur un petit nombre de jointures et y
reste fixée de deux à trois semaines en général. Quand elle dure plus

(1) Perroud, *Ann. de dermat.*, 1873, p. 170.
(2) Raynaud, *Dict. de méd. et de chir. prat.*, art. Érysipèle.
(3) Aubrée, Th. de Paris, 1737.
(4) Boucher, Th. de Paris, 1883.
(5) Zuelzuer, *Handbuch der spec. Pathol. von Ziemssen*, t. II, p. 662.
(6) Legendre et Beaussenat, *Soc. méd. des hôp.*, 1783.
(7) Hervez, *Soc. anat.*, 1870.
(8) Tilmanns, *Deutsche Chir., von Billroth und Lücke*, 7e vol., p. 165.
(9) F. Widal, Thèse sur l'infection puerpérale. Paris, 1889.
(10) Chevalet, Des complications articulaires de la scarlatine. Th. de Paris, 1895.

longtemps, il faut craindre la purulence. Richardière et Péron ont observé dans deux cas des lésions osseuses caractérisées par l'hypertrophie des épiphyses.

L'examen bactériologique tantôt ne décèle la présence d'aucun microbe (Triboulet, Chibret), tantôt fait reconnaître le streptocoque dans les simples épanchements séreux, ou dans les arthrites suppurées.

Sans oser affirmer, comme Chevalet, que le pseudo-rhumatisme de la scarlatine est toujours sous la dépendance d'une infection secondaire, on peut dire qu'il est souvent causé par le streptocoque et se comporte bactériologiquement et cliniquement comme tous les pseudo-rhumatismes de la streptococcie.

Bactériologiquement, on connaît déjà deux variétés d'arthrite à pneumocoques, l'arthrite purulente et l'arthrite séreuse (Chantemesse). D'autre part l'épanchement purulent survenu dans une synoviale au cours d'une pneumonie peut, nous l'avons vu plus haut, être stérile au moment de l'examen.

Les complications articulaires de la diphtérie, quoique relativement rares, ont été signalées par nombre d'auteurs, tels que Follin, Fritz, Bokaï, Max Schuller, Bouchard, Roussy, Lannelongue, Leyden, Masson, Moizard. Elles ont fait l'objet de la thèse de Bernardbeig (1).

On en décrit une forme arthralgique, dans laquelle les douleurs sont légères, superficielles, de peu de durée ; une forme séreuse ; une forme de gravité moyenne, caractérisée par la longue durée des douleurs, mais dont l'issue est presque toujours heureuse ; une forme grave, suppurée, presque toujours mortelle, quand elle ne se termine pas par ankylose. Bernardbeig divise d'une façon générale les arthropathies de la diphtérie en arthrites purulentes et en arthrites non suppurées, ces dernières comprenant l'arthralgie, l'arthrite séreuse, la périarthrite.

Au point de vue pathogénique, les arthrites purulentes de la diphtérie sont aujourd'hui bien connues ; elles sont dues à des infections secondaires et presque toujours au streptocoque. Les arthrites non suppurées relèvent sans doute des toxines du bacille de Löffler, sans que l'on puisse être très affirmatif sur ce point. L'absence de microbes dans le liquide articulaire, l'apparition tardive de ces arthrites à un moment où les toxines ont eu le temps de se former et d'envahir l'organisme, la coïncidence fréquente des paralysies avec l'apparition de ces complications articulaires, l'inflammation facile de la séreuse pleurale chez le cobaye à la suite des injections de toxines sont autant de raisons faisant supposer l'action des toxines sur les séreuses articulaires (Bernardbeig).

De même au cours et au déclin de la fièvre typhoïde, on a décrit

(1) Bernardbeig, Complications articulaires de la diphtérie. Th. de Paris, 1894.

des arthralgies et des arthrites séreuses (Freyhau) (1), des arthrites suppurées. J'ai observé récemment un cas de fièvre typhoïde ayant débuté par des arthralgies avec éruption érythémateuse, angine et albuminurie légère; les douleurs cessèrent dès l'apparition des grands symptômes de la dothiénentérie. C'est là un fait exceptionnel; en général, les premiers symptômes articulaires ne se montrent qu'à la fin de la maladie, au moment de la défervescence, ou même pendant la convalescence. Les arthropathies dues au bacille d'Eberth sont encore si peu nombreuses et si mal étudiées qu'on ne peut en décrire les caractères cliniques. Les pyarthroses éberthiennes, en raison de l'atténuation des symptômes généraux qui les accompagnent, se distinguent facilement des pyarthroses pyohémiques qui compliquent parfois la fièvre typhoïde.

Si nous passions en revue les pseudo-rhumatismes décrits en ces dernières années dans toute la série des maladies infectieuses, oreillons, variole, rougeole, varicelle, dysenterie, choléra, grippe, etc., nous y trouverions le même mode d'évolution et la même diversité de manifestations articulaires.

Ces pseudo-rhumatismes se terminent fréquemment par guérison, mais trois complications graves sont malheureusement à redouter.

L'une, exceptionnelle, c'est la luxation spontanée dite *pathologique*, bien étudiée par Verneuil en 1881 (2), puis par Kirmisson, Hartmann. Nous avons rapporté un cas de luxation spontanée du coude d'origine blennorragique et montré le rôle préalable de l'hydarthrose dans sa pathogénie (3). Les deux autres complications sont beaucoup plus graves. Nous voulons parler de la septicémie ou de l'ankylose. Peut-être, dans quelques cas, un pseudo-rhumatisme infectieux peut-il être le point de départ d'un rhumatisme chronique progressif. Dauban a rapporté une observation de Péron où, chez une enfant âgée de douze ans, une scarlatine fut le point de départ d'arthrites infectieuses, qui aboutirent à l'évolution d'un rhumatisme noueux.

Le diagnostic des pseudo-rhumatismes est en général facile; leurs caractères respectifs, les résultats thérapeutiques, quelquefois la bactériologie suffisent à l'assurer.

Nous avons vu que, dans quelques cas douteux, les recherches bactériologiques sont encore impuissantes à trancher le diagnostic en faveur d'un rhumatisme subaigu légitime ou d'un pseudo-rhumatisme de cause inconnue; il y a là encore une limite indécise qu'un avenir prochain nous précisera sans doute.

(1) Freyhau, Gelenkaffectionnem beim Typhus (*Berlin. klin. Wochenschr.*, 1891).
(2) Verneuil, *Bull. de la Soc. de chir.*, 31 octobre 1883.
(3) F. Widal, Luxation spontanée de la tête du radius droit, au cours d'hydarthrose blennorragique à *bascule* des deux coudes (*Soc. méd. des hôp.*, 26 juillet 1895).

Rhumatisme tuberculeux. — M. Poncet (1) a décrit d'une façon remarquable les différentes localisations de la tuberculose sur les jointures, localisations dont il donne la classification et qui peuvent même simuler le rhumatisme articulaire aigu. Il existe un pseudo-rhumatisme tuberculeux, comme il existe un pseudo-rhumatisme blennorragique ou puerpéral. M. Poncet a montré que le rhumatisme tuberculeux peut être primitif ou secondaire.

« Sous le nom de *rhumatisme tuberculeux* il faut entendre, dit M. Poncet, une série de manifestations d'apparence rhumatismale et d'origine tuberculeuse portant soit sur les articulations : *rhumatisme tuberculeux articulaire*, soit sur d'autres organes : gaines tendineuses, muscles, nerfs, os, viscères, etc. : rhumatisme tuberculeux abarticulaire. »

« Le rhumatisme que l'on observe chez les tuberculeux, dit encore M. Poncet, n'est généralement pas, comme on l'avait cru jusqu'à présent, une simple coïncidence, une maladie intercurrente et pas davantage une cause de tuberculose. Manifestations rhumatismales et tuberculeuses réunies ont une même pathogénie : l'*empoisonnement tuberculeux*, d'où le rhumatisme tuberculeux. »

Primitif, le rhumatisme tuberculeux ouvre la scène pathologique et se présente comme la première manifestation de l'infection tuberculeuse. M. Griffon (2) a rapporté une remarquable observation de ce type. L'atteinte articulaire, généralisée d'abord, s'était localisée ensuite au cou-de-pied et au genou sous forme d'hydarthrose. Le liquide articulaire contenait des lymphocytes comme dans la pleuro-tuberculose, et non des polynucléaires comme dans le rhumatisme franc ; inoculé à des cobayes, il détermina chez ces animaux des lésions typiques de tuberculose expérimentale. Dans un cas de synovite à grains riziformes, tuberculeuse par conséquent, je n'ai trouvé également avec M. Ravaut (3), que des lymphocytes.

Le rhumatisme *secondaire* ou consécutif est celui qui apparaît chez un sujet atteint autrefois ou actuellement de tuberculose.

Le rhumatisme tuberculeux simule parfois, nous l'avons vu, à s'y méprendre le rhumatisme articulaire aigu franc. Il peut parfois aussi se juger par une tumeur blanche.

A côté des arthrites bacillaires, caractérisées par l'édification de tubercules, de granulations ou par la fonte caséeuse, il y a place

---

(1) Poncet, Rhumatisme tuberculeux articulaire (*Acad. de méd.*, 1901), et Rhumatisme tuberculeux abarticulaire (*Acad. de méd.*, 1902). — Rhumatisme tuberculeux ankylosant (*Soc. des hôp.*, 10 juillet 1903).

(2) V. Griffon, Un cas de pseudo-rhumatisme tuberculeux primitif (*Soc. des hôp.*, 12 juin 1903).

(3) Widal et Ravaut, Cytodiagnostic des épanchements séro-fibrineux et du liquide céphalo-rachidien, in *Traité de pathologie générale* de Bouchard, t. VI, p. 613.

pour une tuberculose inflammatoire, sans produits tuberculeux typiques et pouvant se terminer par résolution.

D'après M. Poncet, certaines de ces arthrites seraient produites par l'action des toxines tuberculeuses sans intervention bacillaire.

M. Poncet a d'autre part décrit une forme ankylosante du rhumatisme tuberculeux dont l'histoire a été reprise dans la thèse de son élève Level. Cette forme de rhumatisme est plutôt mono et oligo-articulaire que poly-articulaire. Les arthrites dans cette variété sont dès le début plastiques, simplement inflammatoires, sans fongosités, avec ankylose souvent fatale. Certaines grandes articulations sont comme soudées ; les articulations dorso-lombaires peuvent avoir la rigidité d'une barre de fer. L'examen radiographique montre la fusion intime des surfaces articulaires entre elles avec jetées périostiques.

TRAITEMENT. — Si les pseudo-rhumatismes commandent souvent un traitement chirurgical, le médecin n'en doit pas moins connaître les indications, car c'est sous ses yeux qu'éclate la complication, et il est des cas où tout retard dans l'application du traitement peut coûter au malade l'usage d'un membre.

Des calmants contre la douleur, l'antipyrine, voire même le salicylate de soude qui, sans agir comme dans le rhumatisme vrai, peut amener pourtant quelque soulagement, le repos au lit, les onctions calmantes, l'enveloppement ouaté des membres, sont autant de pratiques suffisantes pour remplir les premières indications.

Contre l'hydarthrose on peut commencer par l'emploi des vésicatoires, de la compression et de la teinture d'iode, moyens préconisés par Fournier. Si l'épanchement persiste, il faut recourir à la ponction.

Le traitement local est surtout urgent en cas d'arthrite plastique ankylosante. Le premier soin du médecin doit être dans ce cas d'immobiliser l'article malade dans une bonne position. Dès que les phénomènes inflammatoires ont disparu et que la douleur s'est apaisée, il faut mobiliser régulièrement et énergiquement la jointure, malgré les douleurs que cette pratique occasionne au malade. Il faut avant tout empêcher la formation des adhérences, ou les rompre, si elles sont déjà formées. Le massage méthodique et l'électricité combinés donnent souvent à cette période des résultats merveilleux. M. Balzer a proposé l'emploi de bains térébenthinés qui, donnés après la cessation des phénomènes aigus, auraient une action très efficace. La formule en est simple. On ajoute deux parties d'émulsion de savon noir à une partie d'essence de térébenthine. On verse 200 à 500 grammes du mélange, pour un bain général, suivant la sensibilité du sujet.

En cas de pyarthrose localisée à une ou deux jointures, l'intervention appartient tout entière au chirurgien, et c'est à lui de juger les indications de l'arthrotomie.

RHUMATISMES CHRONIQUES

PAR

J. TEISSIER

Professeur à la Faculté de médecine,
Médecin des hôpitaux de Lyon,

ET

G. ROQUE

Professeur agrégé à la Faculté de médecine,
Médecin des hôpitaux de Lyon.

HISTORIQUE ET DIVISION. — Dans la médecine ancienne, sous le vocable général de *rhumatisme* on englobait les affections les plus diverses arbitrairement groupées au gré des doctrines régnantes ; c'est ainsi que le cadre des affections rhumatismales comprit tout d'abord la totalité des arthropathies aiguës ou chroniques.

L'arthrite se trouvait élevée à la hauteur d'une entité morbide.

Mais les progrès de la pathologie démontrèrent tout ce qu'une telle conception avait de choquant et d'excessif : on vit que l'être humain avait une facilité remarquable à faire des arthrites, sous l'influence des causes les plus dissemblables et les plus variables, et le démembrement du rhumatisme commença.

Les neuro-pathologistes réclamèrent pour les ranger dans le cadre des maladies nerveuses toutes ces arthrites survenant comme troubles trophiques au cours des névroses ou des maladies organiques du système nerveux central ou périphérique : on isola ainsi les arthrites d'origine cérébrale des hémiplégiques, celles des paralytiques généraux ; les arthrites consécutives aux maladies de la moelle spontanées, ou traumatiques (plaies de la moelle, paralysie infantile, ataxie locomotrice, syringomyélie, sclérose en plaques) ; les arthrites causées par les lésions traumatiques ou spontanées des nerfs périphériques (sections, plaies, contusions, tumeurs) ; les arthrites hystériques.

Baillou, de son côté, sépara nettement le rhumatisme articulaire aigu de la goutte, et petit à petit, la goutte devenant une maladie générale à dyscrasie bien nettement définie, avec une caractéristiqu histochimique précise et différenciée, il apparut que l'arthrite aiguë pouvait se produire sous une influence toxique et n'être qu'un symptôme dans l'histoire de cette toxhémie.

Bouchard et Bourcy créèrent enfin le groupe des *pseudo-rhumatismes infectieux* dont les limites vont en s'étendant tous les jours : on vit les arthrites apparaître au cours des infections les plus diverses, dans la fièvre puerpérale, dans l'érysipèle, dans les oreillons, la diphtérie, la variole, la scarlatine, la dysenterie, la blennorragie. Tout récemment Poncet montrait la fréquence extrême du rôle étiologique de la tuberculose ; et l'origine infectieuse d'une série d'arthrites apparaissait avec autant d'évidence qu'avait apparu précédemment leur origine nerveuse trophique ou leur origine dyscrasique ou toxique.

Bien plus, en étudiant de plus près avec Triboulet et Chauffard le rhumatisme articulaire aigu qui s'isolait ainsi peu à peu, on vit que l'arthrite ne constituait pas toute son histoire, qu'elle n'était qu'un symptôme d'une maladie générale infectieuse qui pouvait même dans ses formes suraiguës exister sans elle ; et on eut la conception de la septicémie rhumatismale, débutant par de l'angine et de la fièvre, comportant le plus souvent des localisations articulaires, mais comportant toujours de l'anémie générale, des sueurs profuses, des altérations du sang et des urines ; on vit que, par analogie de tissus, les séreuses cardiaques étaient prises comme les synoviales, de façon plus tenace à cause du contact plus intime avec l'agent infectieux circulant dans le sang ; on vit les phlébites, les pleuro-pneumonies, les déterminations cérébrales ; on vit l'influence des saisons sur le développement du rhumatisme articulaire aigu ; on étudia avec Edlefsen et Friedlaender de véritables épidémies de maisons, et on arriva à concevoir que le rhumatisme articulaire aigu était le premier des pseudo-rhumatismes infectieux, le mieux étudié, le plus nettement différencié ; et que là encore l'arthrite n'apparaissait que comme un épiphénomène au cours d'une maladie infectieuse, le rhumatisme articulaire aigu, dont l'individualité restait bien nette, qui constituait une septicémie en quelque sorte spécifique, malgré que les recherches de Hutter, de Fleischner, d'Achalme et Thiroloix, de Thiercelin et Triboulet n'aient pas encore permis d'isoler son microbe pathogène.

Ainsi, pour les arthrites aiguës, la question se mettait au point : laissant de côté toutes celles qui ne sont qu'un trouble trophique au cours d'une maladie nerveuse, on avait des arthrites aiguës toxiques, dont l'arthrite goutteuse était le type, et des arthrites aiguës infectieuses, dont la polyarthrite rhumatismale était le modèle, mais qui pouvaient apparaître en dehors du rhumatisme au cours d'une foule d'autres septicémies.

Pour les arthrites chroniques, pour le rhumatisme chronique au contraire, on continua longtemps à grouper sous cette même étiquette les affections les plus disparates.

La maladie décrite sous ce nom, tantôt coïncide avec le rhumatisme articulaire aigu ou lui succède : elle semble n'être alors qu'une de ses modalités cliniques, comportant les mêmes complications cardio-vasculaires ; ou bien c'est à la suite d'une maladie infectieuse autre que le rhumatisme articulaire aigu qu'elle se manifeste. Toutes les infections qui donnent des arthrites aiguës peuvent donner des arthrites chroniques, mais il convient de mettre hors de pair, à cause de leur fréquence, deux de ces infections, la blennorragie d'une part et surtout la tuberculose ; et, dans tous ces cas, c'est l'infection primitive initiale qui dicte la marche de la maladie, commande son évolution et son pronostic ; les arthrites chroniques toujours similaires ne sont qu'un symptôme, qui autrefois absorbait toute l'attention, au point de paraître à lui seul constituer toute la maladie.

Tantôt, au contraire, le syndrome rhumatisme chronique naît et se développe complètement en dehors du rhumatisme articulaire aigu et de toute infection différenciée ; il affecte seulement des rapports avec l'arthritisme, avec les maladies générales par ralentissement de la nutrition, avec les dermatoses diverses, avec les dyspepsies, l'asthme, la lithiase biliaire ou la gravelle ; là, pas de complications endocarditiques à redouter, mais les localisations cardio-aortiques de l'athérome ou la sclérose rénale.

Dans une troisième série de cas, enfin, le rhumatisme chronique a des allures plus spéciales encore ; c'est sous l'influence directe et prépondérante du froid humide qu'il paraît se développer, sous l'action des moisissures et des murs salpêtrés : il s'installe alors avec une allure torpide, progresse symétriquement, graduellement, lentement, ne rétrocède presque jamais, dure quinze, vingt ou vingt-cinq ans, pour se terminer par une poussée de tuberculose ou par une dégénérescence brightique.

On comprend mal comment on a pu continuer à grouper sous l'étiquette nosologique commune de *rhumatisme chronique* des affections aussi opposées dans leur étiologie, dans leurs parentés morbides, dans leur allure immédiate et dans leurs suites éloignées. Sans doute entre toutes ces modalités du rhumatisme chronique il y a un lien commun, c'est la constance des manifestations articulaires et des douleurs qu'elles entraînent ; mais on avait su déjà séparer du rhumatisme d'autres arthrites douloureuses, et il n'y avait pas là de motif suffisant pour réunir, à l'aide de ce seul caractère, des maladies d'évolution si dissemblable.

Ce qui a assuré la pérennité de ce vocable de *rhumatisme chronique*, c'est une caractéristique anatomo-pathologique constante, qu'on a cru retrouver dans toutes les formes. C'est l'œuvre de Charcot, qui a montré qu'à des degrés plus ou moins avancés, du côté des cartilages, des synoviales, des os articulaires, les lésions constatées étaient toujours du même type, quelle que fût la forme envisagée du rhumatisme chronique, et qu'elles reproduisaient, à un degré plus ou moins avancé, celles qu'on connaissait déjà dans le rhumatisme articulaire aigu.

Mais l'identité des lésions macroscopiques et microscopiques ne suffit pas à établir que toutes ces arthrites chroniques soient de même origine, ni de même nature. On sait aujourd'hui que l'anatomie pathologique ne peut servir de base absolue à une classification nosologique : des lésions de même aspect, de même nature, peuvent être l'œuvre d'agents pathogènes très dissemblables (microbes ou toxines). Le seul examen d'un poumon hépatisé ne permet pas de dire d'où provient l'hépatisation : y a-t-il eu une pneumonie hypostatique par stagnation, pneumonie aiguë à pneumocoques ou grippe à forme pneumonique ? on n'en sait rien ; on ne voit que la lésion produite, on ne pénètre ni sa cause ni son origine.

Or, ce qu'il importe de considérer, ce n'est pas la lésion produite, c'est la cause originelle de cette lésion. La base des classifications morbides ne doit pas être fournie par l'anatomie pathologique, mais par la pathogénie. Des lésions très variables d'aspect et de siège peuvent résulter d'un même agent pathogène et être des modalités d'une même maladie, tandis que des lésions identiques de situation et de structure peuvent être causées par des agents différents, et constituer des maladies dissemblables qu'on ne saurait rapprocher ni grouper ensemble.

D'ailleurs les faits observés par Charcot ne sont pas d'une exactitude absolue : nous verrons qu'à défaut de l'anatomie pathologique la radiographie, entre les mains de Barjon et de Destot, a permis de différencier les unes des autres les arthrites survenant au cours de la tuberculose ou de la goutte ; mais il reste vrai que, dans la plupart des formes du rhumatisme chronique, on retrouve des lésions articulaires ou périarticulaires très semblables les unes aux autres et très banales ; cela ne veut pourtant pas dire que ces lésions soient de même nature de même origine, ni qu'elles appartiennent à la même espèce morbide.

Toute la confusion qui a régné dans l'histoire des rhumatismes chroniques vient de ce point de départ : on a voulu identifier, de par l'anatomie pathologique, des affections articulaires d'origine et d'évolution très différentes.

On ne peut plus soutenir l'opinion qui tendrait à affirmer qu'à une maladie spécifique ou dyscrasique différenciée doivent fatalement correspondre des lésions articulaires dissemblables ; des altérations inflammatoires banales peuvent résulter des maladies les plus variées : au cours de la tuberculose, Poncet a vu qu'on peut avoir des arthrites à bacille de Koch avec néoproductions tuberculeuses, mais on peut avoir aussi, dans les formes inflammatoires de la tuberculose sans bacilles, des arthrites à toxines du type inflammatoire le plus vulgaire ; on peut même, dans la septicémie tuberculeuse, avoir du côté des articulations des phénomènes phlegmasiques aigus sans lésions persistantes.

En un mot, l'aspect microscopique ni macroscopique des lésions articulaires ne permet pas de prévoir leur nature ni leur origine ; et si l'on veut voir dans le rhumatisme chronique autre chose qu'un symptôme, c'est cette origine qu'il faut mettre en évidence, car c'est elle qui constitue la maladie.

Si on connaissait exactement la pathogénie de ces arthrites chroniques, si on avait pénétré le mécanisme exact de leur production, si on savait les refaire à volonté, la classification du rhumatisme chronique ne serait pas difficile à établir.

Malheureusement, il n'en est rien : pour le rhumatisme articulaire aigu déjà, dont on admet la nature infectieuse, l'agent pathogène reste inconnu. Nous pouvons observer la maladie, nous sommes incapables de la reproduire.

Pour le rhumatisme chronique, nous sommes moins avancés encore : Max Schuller semblait avoir résolu la question en découvrant un microbe arthropathogène, qu'on aurait retrouvé dans toutes les arthrites chroniques, et avec qui on aurait pu les reproduire. Sans doute, les déterminations articulaires peuvent apparaître sous l'influence des infections et des intoxications les plus variées, sous l'influence du froid humide agissant comme modificateur de la nutrition cellulaire, ou par les moisissures qu'il développe, mais rien n'empêcherait de concevoir, malgré cette diversité d'origine, qu'il s'agisse dans tous les cas d'une infection secondaire, toujours la même, de la mise en action du saprophyte de Max Schuller sommeillant dans notre organisme, et capable de devenir virulent. arthropathogène, sous des influences dissemblables. Malheureusement, les travaux de Max Schuller n'ont pas été confirmés, ses expériences n'ont pu être reproduites et son microbe n'a pas été retrouvé.

Triboulet, qui a opéré avec des microbes variés, n'a jamais pu reproduire que des septicémies ou des arthrites purulentes.

Courmont, qui avait étudié les formes de la staphylococcie, avait déjà vu que l'arthrite n'apparaît qu'au cours des infections atténuées à marche lente.

Charrin aurait reproduit une arthrite chronique du genou par injection de deux ou trois gouttes de toxines pyocyaniques : le fait est resté isolé.

On n'a jamais pu avoir de résultats en séries : l'animal en expérience, quel qu'il soit, sous l'influence d'une toxhémie ou d'une infection expérimentale, fait difficilement de l'arthrite ; il a beaucoup moins d'affinité articulaire morbide que l'homme, bien que le rhumatisme chronique spontané ait pu être observé chez quelques animaux ; il a surtout beaucoup moins de résistance générale vis-à-vis du microbe ou des toxines, et il meurt de septicémie ou d'intoxication aiguë avant d'avoir fait de l'arthrite.

D'autre part, chez l'homme la banalité et l'identité morphologique des arthrites produites au cours des infections ou des intoxications les plus dissemblables ont conduit à reprendre cliniquement l'hypothèse de Max Schuller : à se demander si elles sont bien l'œuvre de microbes ou de toxines si diverses, si elles ne sont pas constamment des infections secondaires au cours de septicémies ou de dyscrasies différenciées.

On s'est posé la question, même pour les arthrites du rhumatisme articulaire aigu, où, en dehors de l'action pathogène du microbe spécifique, encore inconnu, de la maladie, on a voulu mettre les déterminations articulaires sur le compte du staphylocoque : ce sont là des hypothèses très hasardées et que rien n'a vérifiées.

Nous ne pouvons pas pénétrer la nature du processus morbide articulaire : est-il l'œuvre du microbe de la maladie initiale, ou de ses toxines ? résulte-t-il d'une toxine élaborée par les cellules de notre organisme altérées par l'infection primitive ? est-il l'œuvre d'un saprophyte banal devenu pathogène ? est-ce une infection secondaire ? Il est impossible de répondre de façon précise à aucune de ces questions.

Mais si la classification pathogénique exacte, qui serait la seule rigoureuse, n'est pas encore possible, du moins peut-on s'en rapprocher en étudiant l'étiologie, les parentés morbides, le début, l'évolution, les terminaisons, les suites plus ou moins lointaines de ces manifestations articulaires. On arrive ainsi à créer un certain nombre de groupes qui auront une allure à peu près constante, qui représenteront des maladies à évolution semblable, pouvant se prévoir, et qui, très probablement, relèveront d'une même cause originelle, d'une même pathogénie que l'avenir nous apprendra de façon plus précise.

Trois groupes principaux s'offriront à notre étude.

Le *premier groupe* comprendra le rhumatisme chronique déformant, ce qu'on a appelé le *rhumatisme chronique progressif* (goutte asthénique de Landré-Beauvais, *nodosités* de Haygarth, *arthrite rhumatoïde* de Garrod, *rhumatisme chronique osseux* de Besnier), le *rhumatisme chronique partiel* et la *spondylose rhizomélique* de Marie.

C'est une maladie distincte du rhumatisme articulaire aigu et de tous les pseudo-rhumatismes infectieux, distincte également de la diathèse urique et de toutes les dyscrasies toxiques, frappant les adultes, rare avant quarante ans, plus fréquente après cinquante, ayant une marche chronique que peuvent traverser quelques épisodes subaigus,

mais dont le siège reste toujours fixé aux articulations primitivement
atteintes : les manifestations articulaires, ordinairement bilatérales,
symétriques, sévissent de préférence sur les petites jointures, peuvent
atteindre cependant les grandes articulations, se localiser sur une
d'entre elles. Il y a consécutivement des déformations et des attitudes
vicieuses caractéristiques, des douleurs, des troubles trophiques et
sensitifs qui, par leur marche, font songer aux arthropathies nerveuses.
L'anatomie pathologique permet d'entrevoir déjà des localisations
méningées. L'étiologie montre l'influence nette du froid humide et
des moisissures sur la production de telles arthrites : s'agit-il d'une
action directe des moisissures : ce serait une arthronévrose infectieuse.
S'agit-il de modifications cellulaires, sous l'influence du froid, de la
mise en liberté de déchets organiques toxiques : ce serait une arthronévrose toxique. En tout cas, cette affection de longue durée (quinze
à vingt-cinq ans) se termine par l'éclosion d'une tuberculose, ou par
l'albuminurie et l'insuffisance rénale.

C'est un type net bien limité, facile à distinguer.

Le *deuxième groupe* a des aspects plus multiples. Il est sous la
dépendance d'une infection ; dans un certain nombre de cas, sous la
dépendance du rhumatisme articulaire aigu : il lui succède immédiatement et on a des arthrites chroniques des grandes articulations,
ou il ne survient qu'à plus longue échéance et on a le vrai rhumatisme
noueux polyarticulaire des petites jointures. Mais, quelle que soit
la physionomie des arthrites, c'est l'infection rhumatismale aiguë
qui domine la scène, commande les complications séreuses et cardio-
vasculaires.

De même pour toutes les autres infections qui peuvent comporter des arthrites chroniques, et où ce syndrome rhumatisme chronique
apparaissant n'enlève rien à l'individualité de l'infection originelle.

Dans la blennorragie, c'est l'arthrite chronique aiguë qui s'ankylose, et on a une forme oligoarticulaire, ou bien c'est après des
mois ou des années que, l'action du virus blennorragique n'étant pas
épuisée, on voit apparaître ces dactylites si spéciales ou ces formes
de rhumatisme vertébral qui simulent la spondylose rhizomélique.

Dans la tuberculose, où Poncet a montré l'extrème fréquence du
rhumatisme, les lésions articulaires ont le même type anatomo-
pathologique, purement inflammatoire, que dans tous les pseudo-
rhumatismes infectieux ; là encore, toutes les formes cliniques
d'arthrites peuvent se voir, depuis l'arthrite sèche, plastique,
ankylosante, jusqu'à l'arthrite exsudative séreuse, depuis la monoarthrite jusqu'aux formes polyarticulaires, à la vraie polyarthrite tuberculeuse noueuse et déformante. Là encore se retrouve cette loi générale de toutes les arthrites chroniques au cours
des infections : elles apparaissent dans les tuberculoses non virulentes,
non spécifiques ; non seulement dans les tuberculoses atténuées, mais

dans les tuberculoses inflammatoires où les lésions sont l'œuvre non du bacille de Koch, mais de ses toxines sécrétées sur place ou à distance.

Il n'en est pas moins vrai que chez de tels malades, malgré sa tendance à l'évolution fibreuse, c'est la tuberculose qui fait la gravité du pronostic, et qui constitue toute la maladie dont l'arthropathie n'est qu'un épisode.

Nous pourrions en dire autant de toutes les autres arthrites chroniques post-infectieuses que nous étudierons dans les septicémies diverses.

Le *troisième groupe* est très intéressant, mais très confus : au point de vue symptomatique on y trouve des arthrites d'aspect très divers. Il s'agit quelquefois de douleurs articulaires subaiguës plus ou moins généralisées, susceptibles de se déplacer d'une articulation à l'autre, mais durant, dans leur ensemble, pendant des mois et des années.

Quelquefois on a des douleurs épiphysaires à l'extrémité des os longs, épargnant l'articulation : le type d'une ostéopériostite plutôt que d'une arthrite, faisant songer à la syphilis ou à l'ostéomyélite.

Tantôt l'arthrite se limite aux petites jointures des doigts, à l'articulation de la phalangine avec la phalangette ou avec la phalange, constituant les nodosités d'Heberden, ou cette pseudo-arthrite signalée par Bouchard dans la dilatation de l'estomac.

Tantôt, enfin, ce sont les tissus périarticulaires qui seuls sont frappés : on a un rhumatisme fibreux, atteignant de préférence les mains et l'aponévrose palmaire.

Ces manifestations cliniques sont d'allures bien diverses et difficiles à grouper. Si on regarde leur évolution, en dehors de leur marche chronique uniforme, on voit des complications dissemblables marquer leur terminaison : c'est souvent le cancer pour les nodosités d'Heberden, c'est l'insuffisance rénale dans les autres formes.

Enfin, si on interroge l'étiologie, on note une dermatose antérieure, ou bien une dyspepsie, une gastrite chronique, une dilatation de l'estomac, ou encore des accès d'asthme ou de colique hépatique ; quelquefois, enfin, c'est l'albuminurie dyscrasique ou organique qui a précédé l'apparition des premières manifestations du rhumatisme.

Tant de dissemblances paraissent de prime abord empêcher un groupement méthodique ; et pourtant, dans les gastrites, dans les dermatoses, dans l'albuminurie antérieure, on peut retrouver les termes d'une même diathèse, de l'arthritisme.

C'est en effet chez les arthritiques qu'on voit apparaître, sous une quelconque de ces formes, cette troisième variété du rhumatisme chronique. Nous l'appellerons, pour rappeler cette origine, *rhumatisme goutteux* ; ce n'est pas de la goutte, ce n'est pas l'arthrite goutteuse ; mais, comme la goutte, cela dérive de la grande diathèse arthritique, car il s'agit bien là d'une véritable dyscrasie, conséquence directe du ralentissement général de la nutrition ou du métabolisme vicié, et dont le terme le plus habituel est l'insuffisance rénale.

Tels sont les trois groupes que nous nous proposons d'étudier :

1° *Rhumatisme chronique déformant* le plus souvent attribuable à l'influence du froid humide ou des moisissures (trophonévrose infectieuse ou toxique).

2° *Rhumatisme chronique succédant à une infection, au rhumatisme articulaire aigu, à la blennorragie, à la tuberculose.*

3° *Rhumatisme chronique d'origine toxique ou dyscrasique, rhumatisme goutteux.*

C'est la division que nous avons déjà proposée en 1896 et qu'il convient de conserver. Elle a été adoptée en 1897 par Fenoglio, rapporteur au congrès de Naples. Elle a été admise au quinzième congrès de médecine allemande par le rapporteur Ott, puisqu'il distingue, au point de vue de leur traitement, trois classes de rhumatismes chroniques : ceux qui sont d'origine infectieuse, — ceux qui sont dus à un trouble de la nutrition générale, à une production excessive d'acide dans l'organisme, — ceux enfin où le rhumatisme chronique est en relation causale avec une maladie du système nerveux.

L'importance du froid humide est énorme dans la pathogénie du rhumatisme chronique ; on le trouve dans toutes les formes comme facteur adjuvant, mais souvent son influence est primordiale et décisive : il crée à lui seul, et de toutes pièces, le syndrome rhumatismal. C'est pour cela que nous le laissons à la tête d'une de nos divisions. Il est pourtant bien entendu que, s'il agit par les moisissures, il devrait rentrer dans la classe des pseudo-rhumatismes infectieux ; que, s'il agit par des modifications cellulaires, mettant en circulation des déchets toxiques, il devrait être classé parmi les rhumatismes dyscrasiques ou toxiques. Mais entre ces deux hypothèses, actuellement, nous ne pouvons pas choisir ; nous manquons de documents suffisants ; et il ne nous déplaît pas de laisser subsister ce groupe d'attente, pour mieux souligner l'importance étiologique primordiale du froid humide.

PREMIER GROUPE. — RHUMATISME CHRONIQUE DEFORMANT.

SYNONYMIE. — Rhumatisme chronique progressif. Nodosités des jointures de Haygarth. Goutte asthénique primitive de Landré-Beauvais. Rhumatisme noueux de Trousseau. Rhumatisme osseux de Besnier. Rhumatisme chronique partiel et spondylose rhizomélique.

ÉTIOLOGIE. — Un fait domine l'étiologie de cette première forme, telle que nous la concevons : elle n'a aucun rapport avec les infections communes, ni avec les dyscrasies toxiques.

C'est une maladie de tous les âges, beaucoup plus fréquente de quarante à soixante ans, mais pouvant se voir dans l'enfance. C'est une maladie de déchéance qui frappe plus spécialement les pauvres, les misérables, atteint surtout la femme : c'est la goutte des femmes de Cruveilhier, la goutte de l'indigent de Landré-Beauvais. C'est dans les workhouses, où la maladie est si fréquente, que Colles Smith, Adams ont pu l'étudier ; c'est à la Salpêtrière, dans une population de même condition et de même sexe, que Landré-Beauvais et Charcot ont fait leurs observations.

La dysménorrhée, la ménopause, les grossesses répétées, l'état puerpéral sont des causes adjuvantes. Tous les climats permettent son développement, sauf les zones intertropicales et circumpolaires. La maladie serait même particulièrement fréquente dans les pays à chaleur humide, à Naples et à Tunis. Ce n'est donc pas une maladie *a frigore* au sens vrai du mot : le froid sec ne l'engendre pas.

Son vrai facteur étiologique, c'est l'humidité. Ce serait, pour certains auteurs, la maladie des laveuses, des débardeurs, des égoutiers. C'est le mal dont sont restés atteints tant de nos soldats de 1870 qui ont couché sur la terre humide ou dans les casemates pendant l'hiver terrible. C'est la maladie qui guette les chasseurs à l'affût, les chasseurs au marais. Mais, avant tout, c'est une maladie qu'engendrent le séjour dans une maison humide, les murs imprégnés d'humidité, ceux des maisons neuves trop hâtivement habitées, ceux surtout des vieilles habitations, de ces chambres au rez-de-chaussée sans caves sous-jacentes, incomplètement aérées sur une de leurs faces par des ouvertures insuffisantes, recouvertes sur leur autre face par des remblais de terre souvent même cultivés : là les murailles suintent une humidité de date ancienne ; elles sont salpêtrées, et capables de donner de toutes pièces le rhumatisme chronique. Guéneau de Mussy, puis Potain, ont bien mis le fait en évidence et ils insistent avec raison sur ces taches rosées des plâtres déjà anciens que connaissent les ouvriers plâtriers et qu'ils évitent soigneusement, comme susceptibles de leur donner des douleurs et de la dyspepsie. Moïse l'avait déjà compris, et on sait par quelle mesure radicale il prescrivait de combattre et de fuir les maisons salpêtrées. Les moisissures qui s'attachent aux murs, les cryptogames spéciaux qui constituent la lèpre des maisons, tel serait le véritable agent pathogène de cette forme de rhumatisme.

Mais si le froid humide peut à lui seul, chez tout individu, créer le syndrome rhumatisme chronique, il reste bien entendu qu'il est singulièrement aidé dans sa tâche par toutes les lésions accessoires de l'organisme qu'il va atteindre. Les infections antérieures les plus atténuées, les plus éteintes, les plus latentes, celles mêmes qui, léguées héréditairement, n'ont pas encore évolué, comme certaines tuberculoses ancestrales, et sont restées occultes, sont des causes favorisantes ; de même les dyscrasies, acquises ou héréditaires, la goutte ou le cancer, de même toutes les toxhémies. Mais dans tous ces cas le rôle du froid humide, s'il reste incontestable, n'est plus exclusif. L'infection ou la toxhémie interviennent dans la production du rhumatisme chronique, et, s'il n'est pas franchement tuberculeux ou cancéreux, il est du moins paratuberculeux ou paracancéreux.

Nous éliminons donc tous ces cas pour les faire rentrer dans le cadre des rhumatismes chroniques infectieux ou toxiques.

Nous n'envisageons que les formes dont le développement n'a été assuré que par l'influence exclusive du froid humide ; car nous le croyons à lui seul capable de créer le rhumatisme chronique progressif, chez l'individu le plus sain, le plus vigoureux, en dehors de toute infection et de toute dyscrasie préexistantes : et c'est là le vrai rhumatisme chronique progressif.

Aussi, bien que la fréquence de ces cas typiques uniquement engendrés par le froid humide, sans facteur adjuvant toxique ni infectieux connu, ne soit pas très considérable, bien que les investigations modernes en aient réduit singulièrement le nombre, nous tenons à affirmer leur existence, à les mettre en vedette, à en faire la forme principale, la plus pure, du rhumatisme chronique tel que nous le concevons.

C'est à propos de cette forme qu'au point de vue symptomatique comme au point de vue étiologique nous ferons tout l'exposé du syndrome que nous voulons étudier, quitte à indiquer ensuite, à propos des rhumatismes infectieux ou dyscrasiques — de beaucoup les plus nombreux — les modifications que l'infection ou la dyscrasie peuvent apporter dans les allures cliniques de la maladie ou même dans l'aspect des lésions engendrées.

Notons encore, avant d'aborder l'étude de la symptomatologie, que cette longue maladie, à marche lente, mais progressive et fatale, ne tue pas par elle-même : c'est la tuberculose ou le mal de Bright qui en sont l'aboutissant et emportent les malades. Mais il ne s'agit à que de tuberculose ou d'albuminurie ultimes développées à la faveur de nombreuses années de misère physiologique et de déchéance graduelle. Le bacille de Koch n'a envahi que tardivement cet organisme usé, de même l'albuminurie : ce sont d'ailleurs les modes de terminaison habituels du tabes et des myélites chroniques, et personne n'a jamais songé à arguer de ces complications terminales pour dire que le tabes était d'origine tuberculeuse ou brightique.

SYMPTOMATOLOGIE. — La maladie dans son évolution comprend trois formes bien distinctes : une forme polyarticulaire, une forme mono ou oligoarticulaire et une forme vertébrale, avec participation des grandes articulations de la racine des membres, dont les traits ont été fixés par Marie, de façon magistrale, sous le nom de *spondylose rhizomélique* ; nous les décrirons successivement.

Forme polyarticulaire. — Elle évolue de façon un peu différente suivant l'âge des sujets, dans l'enfance ou dans l'âge adulte. C'est chez l'adulte, où existe le maximum de fréquence, que nous l'étudierons tout d'abord.

D'une façon générale, il s'agit d'une affection chronique, débutant symétriquement sur les deux membres supérieurs, à leur extrémité, et se localisant d'emblée dans les petites articulations métacarpo-phalangiennes et des phalanges entre elles. Ces polyarthrites essentiellement subaiguës, à marche lente, torpide, peu douloureuses par elles-mêmes, peu intenses, mais d'une fixité désespérante, s'accompagnent bientôt de douleurs périarticulaires dans les masses musculaires, entraînant à leur tour des réactions spasmodiques des muscles, d'où la production d'attitudes vicieuses et de griffes spéciales.

Dès la fin de cette période, il y a des phénomènes de tuméfaction au niveau des parties molles se traduisant rarement par de l'hydarthrose, le plus souvent par de l'épaississement de la synoviale et des phénomènes de même nature au niveau des parties dures donnant des ostéophytes, des bourrelets osseux, des corps étrangers et arrivant à produire des subluxations.

La maladie ne se contente pas de marcher sur place ; elle se généralise en allant toujours symétriquement de l'extrémité à la racine des membres. Les poignets, puis les coudes sont atteints ; l'épaule reste souvent indemne.

Le début se fait de même aux membres inférieurs par les orteils, puis par l'articulation tibio-tarsienne et les genoux ; la hanche est rarement atteinte.

Enfin, dans les cas intenses, les articulations de la tête et du rachis sont prises, et le malade, avec les déformations caractéristiques de ses membres inférieurs et supérieurs, a la tête fléchie, le menton touchant le sternum, le cou élargi postérieurement, et tous les mouvements rendus difficiles par des craquements et des douleurs.

A la dernière période, les phénomènes articulaires ont presque disparu ; les mouvements articulaires redeviennent possibles, spontanés ou provoqués, et se font alors avec une série de froissements et craquements ; ou bien ils sont rendus impossibles par des ankyloses plus ou moins complètes. Ce qui domine alors la scène, ce sont les spasmes musculaires permanents avec les attitudes vicieuses qu'ils entraînent, les troubles trophiques de voisinage simulant, suivant les cas, l'éléphantiasis ou la sclérodermie. C'est surtout la déchéance de l'état général, la cachexie lentement progressive, l'albuminurie ou la phtisie qui s'installent, dans cet état de misère physiologique, et au bout de quinze ou vingt ans emportent le malade.

Cette forme classique peut comporter des épisodes moins torpides : on peut voir survenir des poussées subaiguës du côté des articulations, hâtant la marche de la maladie, et lui faisant parcourir son évolution plus hâtivement en quelques années. C'est la règle en particulier chez l'enfant du premier et du deuxième âge, où le rhumatisme chronique progressif a été bien étudié par Moncorvo, J. Simon, Lacaze-Doré, Perret et Diamantberger. Le plus souvent il est d'origine infectieuse, mais dans quelques cas rares il semble bien qu'il puisse être tropho-névrotique. Le début revêt alors des allures subaiguës, sans qu'il y ait pourtant de réactions générales bien vives, mais la période chronique consécutive est moins longue; la maladie se limite, n'a plus cette marche fatalement progressive : au bout d'un certain temps, elle peut rester stationnaire, quelquefois même rétrograder et guérir ou du moins s'atténuer.

Trois périodes peuvent être distinguées dans la marche du rhumatisme chronique progressif : une période d'invasion et de début, une période d'état et une période terminale.

1° **Période d'invasion**. — Le début se fait par des sensations de fourmillement et d'engourdissement dans les extrémités qui vont être atteintes, dans les doigts, dans les orteils, sans prédominance articulaire. Dans certains cas, les douleurs simulent la névrite périphérique : elles ne se localisent pas franchement au niveau des articulations, elles créent un état d'irritabilité générale, pouvant persister pendant des semaines et des mois, puis ce n'est que petit à petit que les phénomènes de raideur s'installent et qu'enfin l'arthrite apparaît.

Le début le plus fréquent se fait à l'index et au médius des deux mains, par les articulations métacarpo-phalangiennes et des divers segments des phalanges.

Il n'y a pas d'état général, pas de fièvre. La réaction locale est modérée : il se produit, au niveau de l'articulation, les phénomènes ordinaires de rougeur, de chaleur, de tuméfaction et de douleur, mais ils ont peu d'intensité. Les pressions au niveau de l'interligne articulaire, les mouvements imprimés augmentent ces douleurs, sans qu'il y ait jamais rien qui rappelle l'acuité du rhumatisme articulaire aigu ; au repos, les douleurs sont peu vives, mais reviennent par paroxysmes la nuit.

Bientôt surviennent des crampes périarticulaires, des phénomènes de rétraction spasmodique des muscles qui souvent s'accompagnent de douleurs intenses, et entraînent des déviations caractéristiques : elles ne s'établissent pas toujours d'emblée de façon définitive, et, après une période de spasmes douloureux ayant entraîné une déformation, on peut voir survenir une période plus ou moins longue de rémission ; le spasme tombe, la déformation produite se corrige petit à petit, jusqu'à ce qu'une crampe nouvelle apparaissant ramène sa production, et on a ainsi souvent deux ou trois périodes paroxystiques avant l'établissement de la déformation permanente.

Les phénomènes ne restent pas longtemps limités à l'index et au médius ; en quelques semaines ou quelques mois ils se généralisent aux autres doigts, suivant toujours la même marche symétrique aux deux mains à la fois.

Il existe pourtant une forme hémiplégique assez rare, signalée par Charcot, où le rhumatisme chronique progressif s'établit complètement d'un côté du corps, avant d'envahir le côté opposé, et qui peut même y rester absolument cantonné.

Il s'écoule souvent une année, et plus, avant que la généralisation se fasse aux poignets, puis aux coudes. C'est généralement plus tard encore que les phénomènes successifs d'engourdissement, de raideur, puis d'arthrite se montrent aux membres inférieurs, si bien que le rhumatisme chronique progressif a souvent achevé son évolution aux mains, en est arrivé à sa période d'état, alors que les phénomènes débutent seulement aux pieds et aux orteils. Il en résulte que des douleurs presque constantes marquent toute cette période : douleurs prémonitoires d'un côté, douleur d'arthrite subaiguë en un point, crampe musculaire en un autre. On aurait tort de se figurer le rhumatisme chronique progressif comme une affection indolente : jusqu'à son complet établissement, il comporte au contraire des phénomènes douloureux et variés qui sont presque continus.

2° **Période d'état.** — Les déformations sont devenues permanentes et doivent être étudiées tout d'abord aux extrémités supérieures. Charcot les ramène à deux types principaux qu'il décrit ainsi :

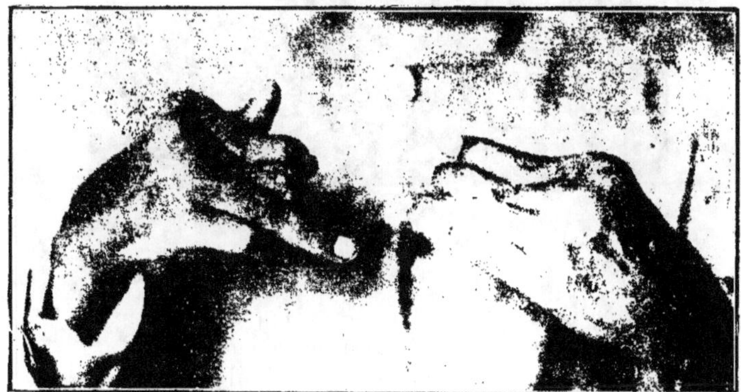

Fig. 1. — Malade de l'hospice du Perron (Service de M. Teissier). — La majorité des doigts présentent la déformation en flexion, sauf l'annulaire et le petit doigt des deux mains. La déformation est particulièrement accusée à l'*index* et au *médius* de la main droite.

Le *premier type* ou *type de flexion* (fig. 1), le plus fréquent, est caractérisé :

1° Par la flexion à angle obtus, droit, ou même aigu de la phalangette sur la phalangine ;

2° Par l'extension de la phalangine sur la phalange ;

3° Par la flexion de la phalange sur la tête des métacarpiens ;

4° Par la flexion à angle obtus des métacarpiens et du carpe sur les os de l'avant-bras.

Il y a en outre une inclinaison en masse des phalanges vers le bord cubital de la main, et une déviation inverse des phalangines vers les phalanges.

Ce type de flexion peut offrir des variétés, soit que la phalangine et la phalange restent sur le même axe et forment colonne, soit que la flexion de la phalangette sur la phalangine fasse défaut, ce qui fait que le dos de la main dessine une courbe à concavité supérieure.

Le *deuxième type* ou *type d'extension* (fig. 2) est constitué :

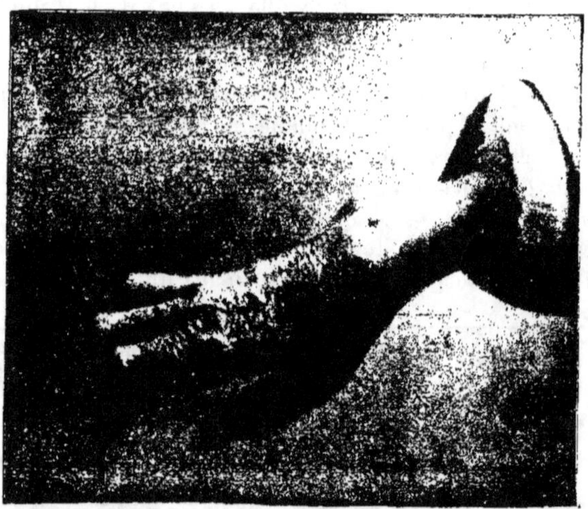

Fig. 2. — Malade de l'hospice du Perron (Service de M. Teissier). — Tous les doigts présentent la déformation dite *type d'extension*.

1° Par l'extension de la phalangette sur la phalangine ;

2° Par la flexion des phalangines sur les phalanges ;

3° Par l'extension des phalanges sur la tête des métacarpiens ;

4° Par la flexion du carpe sur les os de l'avant-bras.

Il y a de même une déviation en masse des phalanges vers le bord cubital de la main.

Les deux variétés que comporte ce type sont constituées par la flexion de toutes les articulations de la main les unes sur les autres, ou par cette même flexion, sauf l'extension des phalangines sur les phalanges.

Enfin Vidal, Besnier, puis Juhel-Renoy ont décrit un troisième type rectiligne ou linéaire caractérisé :

1° Par la rigidité des doigts ; les trois phalanges sont sur le même axe immobiles les unes sur les autres ;

2° Par la demi-flexion de la phalange sur les métacarpiens ;

3° Par la déviation en masse des phalanges sur le bord cubital.

Ces déformations des doigts sont presque constantes dans le rhumatisme chronique progressif, mais le tableau si juste qu'en donne Charcot est schématique, et souvent ces différents types se trouvent groupés à la même main à des doigts différents (fig. 3).

Le pouce n'est pas épargné ; il y a, suivant les cas, flexion ou extension de son articulation métacarpo-phalangienne

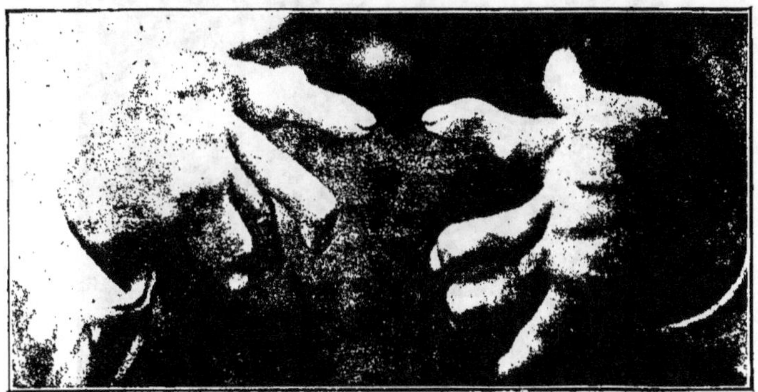

Fig. 3. — Malade de l'hospice du Perron (Service de M. Teissier). — Les différents types de déformation sont réunis chez le même malade. — Type de flexion (quatre derniers doigts de la main gauche). — Type d'extension (pouce de la main gauche). — Type rectiligne (indicateur de la main droite).

Le carpe et le métacarpe sont fléchis sur l'avant-bras, laissent voir les saillies du radius et du cubitus, l'avant-bras entier est en pronation, le coude est en flexion, et l'épaule immobilisée maintient le bras appuyé contre le thorax.

Telle est l'attitude générale du membre supérieur s'observant avec les mêmes caractères des deux côtés du corps. On conçoit que les mouvements sont rendus difficiles : l'impotence fonctionnelle est presque complète.

Au membre inférieur (fig. 4), au pied, le gros orteil est porté en haut et en dehors et vient recouvrir les autres doigts du pied : le pied tout entier est porté dans l'adduction et donne un varus équin, ou dans l'abduction et simule un valgus, le malade marchant sur son bord interne. L'articulation tibio-tarsienne s'ankylose le plus souvent : il y a d'ailleurs généralement flexion de la cuisse sur le bassin, et de la jambe sur la cuisse.

Au niveau du genou, l'extrémité inférieure du fémur fait saillie en avant de la tête du tibia : le condyle fémoral interne est proéminent,

la rotule est déjetée en dehors ainsi que la tête du péroné. Le
malade est confiné au lit par ces troubles divers, qui, comme aux
membres supérieurs, sont symétriques et atteignent les deux côtés
du corps.

Enfin les vertèbres cervicales peuvent être prises, et les malades
ont alors la tête fléchie, le menton touchant le sternum, avec la
région cervicale postérieure élargie : les moindres mouvements qu'ils

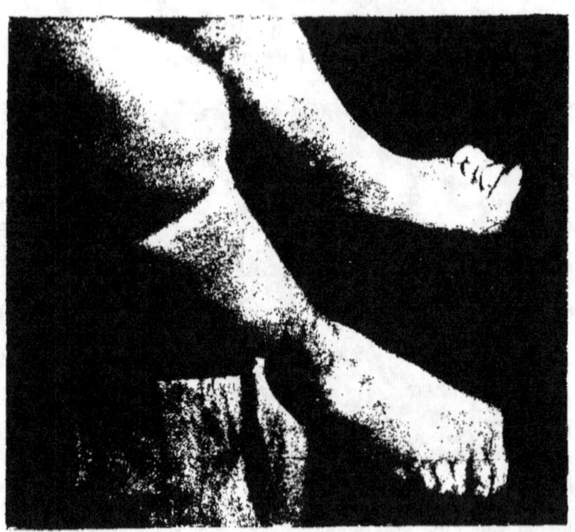

Fig. 4. — Malade de l'Hôtel-Dieu (Service de M. Teissier). — Déformation du
membre inférieur dans le rhumatisme chronique. — Déviation des orteils en
dehors. — Flexion des orteils à droite, extension à gauche. — Arthrite sèche et
périarthrite chronique du genou droit.

essayent de faire pour soulever ou remuer leur tête provoquent des
craquements et des douleurs.

Tel est à son summum le tableau des déformations du rhumatisme
chronique progressif. Elles sont rarement aussi généralisées. Les
formes restreintes limitées sont les plus fréquentes. Souvent les
membres supérieurs seuls sont atteints : quelquefois même il n'y a
que les mains qui soient prises ; mais, quelle que soit la partie envahie, une fois que la lésion constituée est arrivée à sa période d'état,
une fois que les déformations sont produites, la maladie reste stationnaire. Elle a une longueur désespérante, dix, quinze, vingt et
vingt-cinq ans, et résiste à tous les traitements.

3° **Période terminale.** — Le rhumatisme chronique ne constitue
pas seulement une infirmité, il est douloureux, s'accompagne par
intervalles de crampes musculaires qui souvent provoquent des

douleurs très intenses et sont facilement réveillées par les mouvements forcés que le malade veut exécuter.

Enfin une série de troubles trophiques se montrent tout autour
de ces lésions articulaires et périarticulaires. Ils revêtent deux
formes principales : la forme atrophique, plus fréquente aux membres
supérieurs, et la forme hypertrophique, qu'on rencontre quelquefois aux membres inférieurs.

Dans la forme atrophique, bien étudiée par Vidal, il y a une
véritable atrophie des masses musculaires, avec disparition du
panicule adipeux ; la peau devient lisse et froide, semble adhérer
aux os, donne une sensation spéciale de poli et de dureté. La main
de tels malades ressemble à une main de sclérodermique. Elle ne se
laisse pas rider, n'a plus de sécrétion sudorale ni sébacée ; la sensibilité, sous tous ses modes, est profondément altérée à son niveau ; il
y a des troubles de la calorification ; c'est une main pâle, rigide,
toujours froide.

Dans la forme éléphantiasique, qui s'observe surtout aux membres
inférieurs, on a un œdème dur de tout le pied et de la jambe, œdème
persistant, indolent, ne se laissant pas déprimer par le doigt. Les
troubles sécrétoires de sensibilité et de calorification existent comme
dans la forme précédente.

Dans l'une et l'autre de ces formes, Lancereaux signale encore
des troubles trophiques variables : du côté de la peau, la formation
de durillons, une desquamation pityriasique ou squameuse, l'apparition de taches pigmentaires.

Les ongles des doigts et des orteils peuvent s'hypertrophier, se
canneler ou s'incurver ; ils deviennent fragiles et tombent souvent.

La chute des poils enfin est constante.

Si on examine les autres appareils de l'économie, on les trouve
généralement intacts. Les complications cardio-pulmonaires n'existent pas, ou sont si rares qu'on peut croire à des coïncidences.

Le sang analysé ne contient pas d'urate de soude : les recherches
de Boecker pourraient faire croire à l'existence d'une abondance
anormale de phosphate de chaux, mais elles demandent confirmation.

Le sang mis en culture par nous, à diverses reprises, est toujours
resté stérile. Par contre il présente une diminution rapide du nombre
des hématies : 2 millions à 2500 000, la valeur globulaire restant
normale et les cellules éosinophiles généralement peu nombreuses.

Les urines sont plus intéressantes à étudier. Le taux de l'urée est
ordinairement abaissé ; au début de la maladie le coefficient uro-
toxique est normal, mais dans une période plus avancée il s'abaisse,
tombe au-dessous de la normale ; on a des coefficients de 0,25 à 0,2
qui font songer à l'insuffisance rénale, et le fait est que souvent, à ce
moment, l'albuminurie apparaît.

C'est en effet surtout par le rein que ces malades succombent, à moins qu'ils ne soient emportés par une poussée de tuberculose ; mais les formes aiguës sont rares, ce n'est ni l'urémie ni la granulie qui évoluent. Ces malades, qui dès le début sont des anémiques, deviennent des cachectiques : ils font graduellement de la cachexie rénale ou de la cachexie tuberculeuse, et on comprend avec quelle lenteur, si on songe à la longue durée de la maladie, dix, quinze, vingt-cinq ans.

Forme mono ou oligoarticulaire. Rhumatisme chronique partiel. — Le rhumatisme chronique partiel (arthrites séniles, arthrites sèches, arthrites déformantes) peut dans un certain nombre de cas avoir une étiologie tout à fait semblable à celle du rhumatisme progressif généralisé. On lui retrouve alors les mêmes causes déterminantes : l'humidité, l'action génératrice probable des moisissures et des murs salpêtrés.

C'est une forme de l'âge adulte, de l'âge avancé de la vie, rare avant quarante ans, plus fréquente après cinquante, pouvant débuter à soixante ou soixante-dix ans. Également fréquent dans les deux sexes, il ne prédomine pas chez la femme.

A l'inverse du précédent, il affecte surtout les grandes jointures, la hanche de préférence, ce qui l'a fait dénommer *morbus coxæ senilis*. Il peut frapper également, mais plus rarement, les genoux et les épaules.

Il est le plus souvent monoarticulaire, n'envahit qu'une seule articulation. Quand il en touche plusieurs, il n'a pas de marche symétrique. C'est une autre articulation quelconque qu'il atteint, la hanche droite par exemple et le coude gauche.

1º **Période d'invasion.** — Monoarticulaire ou oligoarticulaire, évoluant sans symétrie, il peut être l'unique manifestation de la maladie. Son début se fait alors quelquefois par des accidents subaigus du côté de l'article qui va être atteint, mais le plus souvent il est chronique dès la première heure. En tout cas, sa marche est toujours lente, sa durée est longue, se prolonge dix, quinze, vingt-cinq ans ; il est généralement indolent ou ne cause que des douleurs beaucoup moins vives que le rhumatisme progressif.

Dans la forme subaiguë il y a généralement, au début, de la douleur ; l'articulation atteinte présente un peu de rougeur, de gonflement, de chaleur ; il y a le plus souvent de l'hydarthrose. Au bout de quelques semaines, tout se calme et on rentre dans l'évolution habituelle de l'arthrite sèche. Elle progresse insidieusement, si bien que souvent le médecin n'est appelé à la voir qu'à une période avancée de son évolution : le diagnostic fait alors hésiter, ainsi que le remarque Charcot, avec une fracture ancienne ou une vieille luxation. Souvent elle s'accompagne d'œdème et d'empâtement des tissus périarticulaires et revêt la physionomie d'une tumeur blanche.

2º **Période d'état.** — Il y a deux formes cliniques à la période d'état :

1º La *forme hypertrophique d'Adams*, avec œdème du tissu périarticulaire et hydarthrose ; c'est elle qui comporte un début subaigu.

2º La *forme usuelle atrophique*, où l'aspect extérieur de l'articulation a moins changé, mais où des déformations considérables peuvent encore être produites par l'accumulation des couches osseuses de nouvelle formation et l'hyperproduction des ostéophytes qui peuvent aboutir à des luxations ou des subluxations. Quand les néoproductions osseuses n'entraînent pas de semblables désordres, la maladie ne se manifeste que par les atrophies rapides des muscles voisins, surtout des muscles extenseurs (Adams, Charcot), par la laxité anormale ou la destruction des ligaments périarticulaires, par des craquements nombreux perçus à la main et souvent à distance, par la limitation des mouvements imprimés, et par l'impotence fonctionnelle qui peut devenir absolue. La marche, toujours difficile, devient quelquefois impossible, quand le genou ou la hanche sont atteints.

Sauf le cas de subluxation, il n'y a pas de déformation fixe comme dans le rhumatisme progressif. On le comprend aisément ; les contractions musculaires et les atrophies partielles ont beaucoup moins d'importance que dans la forme précédente.

Au point de vue anatomique, les lésions sont les mêmes que dans la forme polyarticulaire, ont la même évolution, débutent par la synoviale et le cartilage diarthrodial, pour atteindre l'os même, mais elles sont exagérées ; et c'est une preuve décisive du rôle joué par le spasme musculaire et déjà signalé comme la source des déformations du rhumatisme progressif, qu'on ne les retrouve pas dans le rhumatisme partiel où les lésions anatomiques ont pourtant leur maximum d'intensité.

C'est là qu'on note ces énormes végétations osseuses, ces corps étrangers intra-articulaires de volume exceptionnel. L'éburnation des os articulaires y atteint son maximum ; l'ostéoporose très active explique ces déformations si marquées de la tête du fémur ou de l'humérus, ou cet aplatissement des cavités cotyloïdes.

L'ankylose celluleuse ou osseuse est au contraire exceptionnelle ; elle reste en tout cas incomplète.

La maladie a une évolution très lente, résiste au traitement, ne rétrocède jamais complètement et l'albuminurie est la complication terminale la plus fréquente.

Il convient de signaler les formes curieuses où la maladie se limite aux articulations vertébrales. Leyden avait vu des cas où la lésion se cantonne aux vertèbres cervicales et simule un mal de Pott de cette région ; mais ce rhumatisme a, d'après Jouve, la propriété de s'accompagner de troubles nerveux de deux ordres : des troubles oculo-pupillaires et des troubles cardiaques.

Forestier a fait une étude intéressante de ces rhumatismes chroni-

ques spinaux limités non seulement à la région cervicale, mais
à la région dorsale et à la région lombo-sacro-coccygienne : ils s'accompagnent d'une rigidité partielle de la colonne, de douleurs
névralgiques intenses, et de troubles trophiques des membres inférieurs. Ils simulent, suivant leur situation, un torticolis ou un lumbago chronique; mais ils sont nettement d'origine articulaire, car
l'exploration permet de reconnaître les points douloureux, épineux
et articulaires bilatéraux. C'est une forme d'ailleurs relativement
bénigne, où l'arthrite ne passe pas à l'ankylose, est susceptible de
s'améliorer et de rétrocéder.

Mais, à côté de cette physionomie habituelle du rhumatisme partiel, il en est une autre non moins intéressante, étudiée par Adams,
Charcot et Besnier : c'est celle où il y a mélange entre le rhumatisme
chronique progressif et le rhumatisme partiel.

Les choses peuvent se passer de deux façons différentes : ou c'est
le rhumatisme chronique progressif qui débute, atteint les deux
mains, puis crée ses déformations, et, au bout de quelques années,
sans disparaître complètement, s'éteint pour ainsi dire, ne donne
plus de crampes ni de douleurs, tandis qu'apparaît et évolue une
arthrite du genou ou de la hanche, dont la symptomatologie domi-
nera dorénavant la scène.

Ou bien, la marche inverse s'observe plus souvent encore : c'est
l'arthrite sèche de la hanche qui débute, s'installe, dure plusieurs
mois ou plusieurs années, jusqu'au jour où survient une poussée de
rhumatisme progressif, envahissant les mains et quelquefois se géné-
ralisant.

Il y a donc évolution simultanée des deux formes, et on en conçoit
aisément la possibilité, puisqu'elles ont même origine et même
pathogénie.

**Forme vertébrale. Rhumatisme chronique à forme de
spondylose rhizomélique.** — Ce qui caractérise cette forme morbide, créée par Marie, c'est la coexistence d'une soudure de tout ou
presque tout le rachis, avec une ankylose complète des deux articulations coxo-fémorales, et une limitation plus ou moins prononcée
des mouvements dans les articulations scapulo-humérales, les petites
articulations des extrémités demeurant au contraire intactes.

Marie, qui eut le rare mérite d'isoler ce type clinique si curieux et
si nettement différencié, le décrivit comme une entité morbide. Sans
rien enlever à la haute valeur de son œuvre, il ne nous semble pas
que ces arthrites vertébrales et coxo-fémorales à ankylose osseuse
puissent être absolument séparées des autres arthrites chroniques
relevant du syndrome rhumatismal.

Cette question a été longuement étudiée par Rendu, Lépine, Bon-
det, Jouve et Mayet, en France, par Vittorio Ascoli, Gabs, Sachs et
Fraenkel, à l'étranger : tous ces auteurs sont unanimes à en faire une

forme nouvelle, bien individualisée, du rhumatisme chronique.

On l'a vu surtout se développer sous l'influence d'infections diverses : la blennorragie, la tuberculose, la syphilis, le diabète, le rhumatisme articulaire aigu lui-même peuvent faire de la spondylose rhizomélique, et nous retrouverons cette variété symptomatique dans la description des rhumatismes chroniques d'infection.

Mais le froid humide peut aussi l'engendrer, en dehors de toute tare infectieuse ou dyscrasique. Marie d'ailleurs, dans l'étiologie de la maladie nouvelle qu'il décrivait, notait déjà en première ligne l'influence du froid humide, tout en admettant, à titre d'hypothèse, le rôle d'une infection particulière, qu'il ne pouvait d'ailleurs spécifier. Depuis, tous les travaux consacrés à l'étude de la spondylose rhizomélique, ceux mêmes qui visent une de ses variétés infectieuses, les travaux de Montet, de Riollet, de Gerspacher, de Pouly, de Jouve et de Mayet, tous notent le froid humide parmi les facteurs capables d'engendrer cette variété de rhumatisme chronique. Léri en 1899 publia une observation complète de spondylose rhizomélique où le froid humide lui parut la seule cause pathogène possible à invoquer ; c'est en réalité une étiologie commune et fréquente.

C'est une forme de la jeunesse ou de l'âge adulte se développant de préférence avant quarante ans, et presque exclusivement chez l'homme.

Le début se fait en un point limité, le plus souvent à la région dorso-lombaire, quelquefois dans une articulation coxo-fémorale, et l'ankylose partielle ainsi établie s'étend ensuite, à la façon d'une tache d'huile, pour s'installer plus ou moins rapidement sur toutes les autres articulations qui doivent être envahies.

La maladie étant constituée, la soudure de la colonne vertébrale est absolue, complète : aucune force ne peut la faire céder ; l'attitude vicieuse est irréductible : on la fracture, si on insiste.

Le cou et la tête plongent en avant ; le cou reste presque horizontal, la tête seule se redresse et le menton demeure éloigné du sternum. Il y a une cypho-scoliose de la région cervicale (fig. 5). Toute la colonne décrit une courbe à convexité postérieure très accentuée, qui contraste avec la région lombaire où elle perd sa courbure et devient presque plane.

Les articulations coxo-fémorales, absolument rigides, sont immobilisées en flexion, adduction et rotation externe.

Marie, par le toucher intrabuccal, a senti au niveau de la paroi postérieure du pharynx des saillies osseuses à la face antérieure des corps vertébraux : ce sont elles qui expliquent la gêne, si souvent ressentie, dans la déglutition.

L'examen du sacrum, des articulations sacro-iliaques, permet de même de les sentir garnis de saillies osseuses anormales.

Toutes ces explorations d'ailleurs, toutes les tentatives de mobilisation, les moindres mouvements provoqués pour changer de siége ou de lit, amènent des douleurs atroces, qui arrachent des cris et rendent l'examen très difficile. Ces douleurs n'existent pas seulement au niveau de la colonne et des hanches; elles peuvent siéger par lancées sur le trajet des nerfs, se montrer au niveau d'une articulation quelconque, que l'ankylose n'atteindra pas.

Le malade peut encore se tenir debout, en s'appuyant sur deux chaises par exemple : ses pieds touchent alors le sol par leurs pointes ;

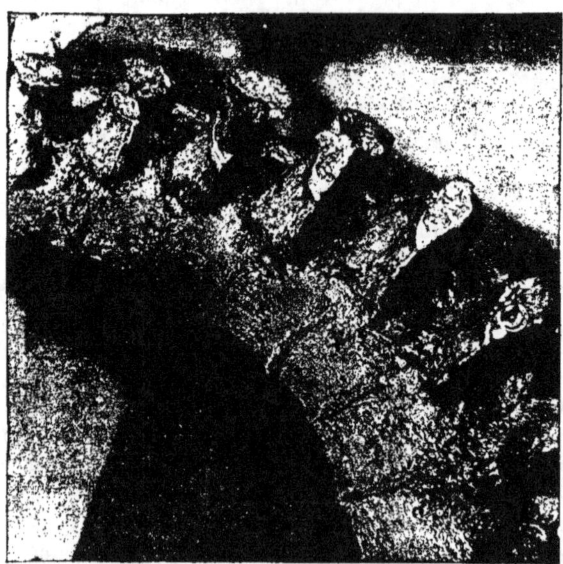

Fig. 5. — Cette figure représente un fragment de colonne vertébrale appartenant à une fort belle pièce du musée Dupuytren, très obligeamment communiquée par le Dr André Léri. On y voit très nettement cette incurvation de la région cervico-dorsale qui caractérise la spondylose rhizomélique de Marie, avec les foyers d'ossification qui réunissent les corps vertébraux, ainsi que les ponts osseux qui relient en les soudant les apophyses épineuses; les points de fixation des côtes (articulo chondro-costales) sont envahis aussi par le travail d'ossification.

les genoux à demi fléchis sont très écartés l'un de l'autre ; le tronc est projeté en avant par la flexion de la colonne et l'obliquité des cuisses.

Le patient peut encore marcher, mais l'ensemble du corps décrit un zigzag; il jette alternativement en avant son côté droit, puis son côté gauche; c'est un mannequin en bois, suivant l'expression de Marie, dont les mouvements des jambes se font autour d'un axe unique transversal passant par les deux genoux.

Impossible de s'asseoir, ou du moins seulement sur le bord du siége, les jambes restant allongées.

Pour se coucher, le malade appuie ses fesses sur le bord du lit et bascule sur les ischions, en s'aidant des bras ; couché alors perpendiculairement à la longueur du lit, il tourne de même d'un quart de cercle sur ses fesses. Une fois étendu, son thorax vient se mettre en contact avec le rebord osseux du bassin, et le ventre forme un bourrelet qui retombe au-dessus de l'arcade pubienne.

En dehors de ces déformations principales, il y en a d'autres accessoires : d'abord du côté des épaules ; mais là, le plus souvent, pas d'ankylose véritable : il existe surtout de la limitation plus ou moins marquée des mouvements d'élévation des bras avec ou sans craquements articulaires.

D'autres articulations peuvent encore être prises de façon variable ; nous ne faisons que le signaler, pour ne rien enlever de sa netteté au type clinique de Marie : les genoux sont rarement indemnes, leur flexion est limitée ; les arthrites sterno-claviculaires, temporo-maxillaires, sont fréquentes et souvent très douloureuses : au niveau des doigts et des orteils, on trouve presque toujours une ou plusieurs arthrites disséminées.

Il n'en reste pas moins cette physionomie si spéciale de la maladie, avec la prédominance presque exclusive des ankyloses vertébrales et coxo-fémorales.

C'est un processus à évolution lente, avec des poussées subaiguës, des douleurs constantes, spontanées et surtout provoquées par les mouvements, des rémissions de courte durée, mais une marche fatale, progressive, conduisant à la mort, non par la maladie elle-même, mais aboutissant, comme toutes les formes du rhumatisme chronique, à une tuberculose ou à une albuminurie ultimes.

ANATOMIE PATHOLOGIQUE. — Avant que d'aborder la pathogénie des symptômes et de la maladie elle-même, voyons les renseignements que nous fournit l'anatomie pathologique.

On sait qu'elle a été faite avec une rare perfection par Charcot, résumant, avec ses propres observations, les travaux de ses devanciers, de Lobstein, de Colles, d'Adams, de Deville, de Broca, de Zeis, de Meyer, d'Otto Weber, de Cornil et Ranvier, de Vergely, pour ne citer que les principaux.

Le début du processus au niveau des articulations qui vont être atteintes se fait simultanément ou successivement par les membranes synoviales et les cartilages diarthrodiaux.

Du côté des membranes synoviales, c'est d'abord la vascularisation qui se développe et augmente. On sait que normalement une série de franges leur sont appendues, portant elles-mêmes des appendices villeux, irrégulièrement ramifiés, et contenant dans leur épaisseur des cellules cartilagineuses. Or, sous l'influence de l'inflammation et de la vascularisation excessives, on voit les franges synoviales préexistantes se segmenter et se multiplier. Parallèlement des appendices villeux augmentent de nombre et les cellules cartilagineuses qu'ils contiennent s'ordonnent, s'organisent, s'infiltrent de sels calcaires ou s'ossifient pour devenir le point de départ de ces corps étrangers pédiculés ou même sessiles que, dans la lésion constituée, on retrouve à l'intérieur de l'article.

Du côté des cartilages diarthrodiaux, ce qu'on observe au début, c'est ce qui a été décrit par Hunter et par Redfern en 1809 sous le nom d'*altération velvétique du cartilage*. Le cartilage perd son poli, sa coloration bleue, sa consistance : il devient opaque, mamelonné ; il y a prolifération des cellules cartilagineuses et formation des capsules secondaires, en même temps que la substance fondamentale se segmente et devient fibrillaire; les capsules s'ouvrent alors dans l'article, tandis que les fibrilles dégénèrent et se résolvent en mucosine qui se mêle à la synovie articulaire.

Dans sa portion extrasynoviale le cartilage diarthrodial subit le même travail. Mais les capsules, ne pouvant s'ouvrir dans l'articulation, s'ordonnent, se superposent, et forment des bourrelets qui, d'abord cartilagineux, deviendront calcaires, puis osseux.

Les phénomènes se généralisent et les extrémités articulaires de l'os sont atteintes. Un triple travail se passe à ce niveau.

L'os subit le processus de l'éburnation soit aux dépens du périoste, soit surtout aux dépens des couches profondes du cartilage diarthrodial : les cellules cartilagineuses prolifèrent dans le sens de la profondeur, comme elles le faisaient à la surface, s'ordonnent en boyaux et en travées directrices ; les capsules mères s'infiltrent de sels calcaires et s'ouvrent dans les espaces médullaires superficiels. Les cellules qu'elles contiennent deviennent les cellules embryonnaires de la moelle, et c'est à leurs dépens surtout que se forme le nouveau tissu osseux.

Quant aux végétations osseuses, aux ostéophytes, qu'on trouve irrégulièrement disséminés à la limite du cartilage, c'est à ses dépens qu'ils ont pris naissance, provenant de la multiplication et de l'agencement des cellules cartilagineuses, qui s'infiltrent de sels calcaires et s'ossifient.

Toutes ces lésions osseuses ont été résumées par Renaut et Barjon de la façon suivante : la tête osseuse articulaire subit une boursouflure latérale, grâce à la transformation de la moelle osseuse en tissu adipeux, l'amincissement des travées osseuses et de l'os périostique ; puis des bourgeons de tissu connectif embryonnaire viennent buter latéralement contre la diaphyse, l'érodent largement et font communiquer le tissu médullaire de la tête osseuse avec les tissus périarticulaires de signification synoviale. Il en résulte que l'os perd latéralement toute solidité vers le point d'union de la diaphyse amincie avec le cartilage d'encroûtement. Le plateau articulaire n'est plus soutenu, prêt à s'effondrer sous l'influence d'un mouvement ou d'un effort, et la dislocation de l'article est réalisée, grâce à ce triple processus de l'ostéoporose latérale, de l'échancrure et de l'effondrement.

Les ligaments, les tendons, les muscles voisins de l'articulation sont à leur tour envahis et se transforment en tissu conjonctif, créant ainsi un tissu embryoplastique qui unit les os les uns aux autres. Sous l'influence de la vascularisation, ce tissu conjonctif peut même se transformer en tissu osseux dans les articulations longtemps immobiles, et on a alors de véritables ankyloses osseuses ; elles peuvent même être précoces, se produire d'emblée après une poussée subaiguë ; il y a une variété ankylosante du rhumatisme chronique.

Dans la forme de spondylose rhizomélique de Marie, l'ankylose qui est constante dépend de l'ossification de l'appareil ligamenteux des jointures affectées : il y a de vrais ponts osseux reliant les vertèbres entre elles, reliant l'axe antérieur de l'atlas à l'apophyse odontoïde, soudant les apophyses articulaires sur toute la hauteur de la colonne ; les côtes sont soudées aux corps vertébraux par des sortes de piliers osseux ; les lames vertébrales sont unies entre elles par du tissu osseux transparent, produit de l'ossification des ligaments jaunes. Il y a en somme comme lésion dominante une hypertrophie avec soudure des extrémités articulaires au niveau des vertèbres et des hanches, et surtout une ossification des ligaments qui les unissent (fig. 6).

Tel est le processus anatomique qui se développe et évolue dans les diverses articulations que frappe le rhumatisme chronique progressif. Mais, quand la lésion est de vieille date, on ne trouve plus tout l'ensemble de ces altérations ; quelques-unes ont disparu depuis longtemps, telle la vascularisation primordiale des synoviales et l'altération velvétique du cartilage ; ce qui subsiste, ce sont les résultantes de ces lésions du début, ce sont les ankyloses périphériques conjonctives ou osseuses, l'éburnation des surfaces articulaires, qui apparaissent striées par les frottements qu'elles ont subis ; ce sont les bourrelets, les stalactites osseux, les ostéophytes ; c'est l'épanchement plus ou moins abondant de la synovie modifiée ; ce sont enfin, à l'intérieur de l'articulation, les corps étrangers sessiles ou pédiculés de nouvelle formation.

Si on jette un coup d'œil d'ensemble sur ces lésions depuis leur naissance jusqu'à leur évolution terminale, on retrouve augmenté, amplifié, tout ce qui fait le processus anatomique du rhumatisme articulaire aigu : inflammation et vascularisation de la synoviale, état velvétique du cartilage diarthrodial, qui dégénère à la superficie, s'organise et s'ossifie dans la profondeur, éburnation des extrémités articulaires, puis raréfaction du tissu osseux néoformé. C'est le même processus dans le rhumatisme aigu passager et dans le rhumatisme chronique progressif le plus persistant. En face de l'identité de ces lésions, on conçoit qu'on pouvait être tenté de conclure à l'identité des deux maladies, l'une n'étant que la forme aiguë et passagère, l'autre la forme chronique définitive. Mais, en réalité, il n'y a rien de spécifique ni de caractéristique dans ces lésions : nous les retrouverons dans tous les rhumatismes d'infection, dans les rhumatismes toxiques ; toutes les maladies où de semblables arthrites, à type banal, s'observent, ne sont pas, de ce seul fait, de même nature ni de même essence ; c'est une lésion vulgaire, c'est le mode réactionnel habituel de l'articulation vis-à-vis de toute inflammation, quelle que soit sa forme ou sa nature. Sans doute, dans la goutte, l'inflammation articulaire a des caractères pathognomoniques et différenciés : ce sont des signes précieux, qui permettent d'isoler, de par l'anatomie pathologique seule, l'arthrite goutteuse ; mais cette arthrite résultant de la dyscrasie urique, n'eût-elle aucun caractère anatomique spécial, devrait pourtant encore être individualisée, car c'est sa pathogénie et son mode de production qui en font vraiment un groupe à part. Si donc, dans le rhumatisme chronique progressif, cette différenciation anatomique fait défaut, ce n'est pas une raison pour l'assimiler au rhumatisme articulaire aigu ni aux autres rhumatismes infectieux ou toxiques.

A défaut de l'anatomie pathologique, d'ailleurs, la différenciation des divers types du rhumatisme chronique peut être faite par la radiographie ; et cela de façon certaine pour deux types : le rhumatisme

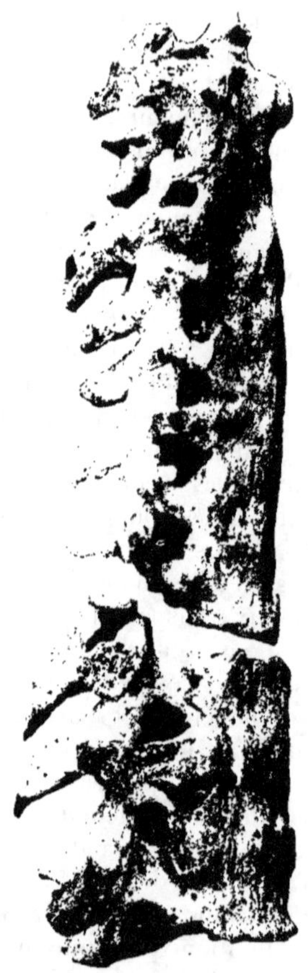

Fig. 6. — Ces] lésions sont très apparentes aussi dans la planche ci-dessus concernant un cas de *rhumatisme vertébral* observé au Perron dans le service de l'un de nous. On y voit l'ossification complète, et la soudure en masse des corps vertébraux des ligaments réunissant les apophyses épineuses, l'ossification des articulations costo-vertébrales. La soudure était si intime que, sous l'influence d'un mouvement intempestif, la colonne ne pouvant fléchir s'est brisée, entraînant la mort subite du malade. — Il est impossible de ne pas voir dans cette planche au point de vue purement anatomique une analogie très intime avec la figure antérieure (pièce de Marie et Léri). Nous ferons remarquer toutefois que notre malade ne présentait pas cette incurvation si caractéristique que l'on retrouve dans la spondylose rhizomélique. Peut-être y a-t-il lieu de tenir compte de cette distinction pour maintenir, jusqu'à plus ample informé, à la maladie de Marie son autonomie clinique.

chronique progressif vrai et la forme goutteuse dyscrasique. Potain et Serbonesco ont les premiers signalé le fait ; l'un de nous l'a bien mis en évidence dès 1897 (Assoc. franç. Saint-Étienne), et Barjon et Destot ont apporté depuis des radiographies absolument probantes ; pour les rhumatismes d'infection, Destot croit avoir trouvé aussi une différenciation qui est d'appréciation plus difficile.

Les articulations accessibles à la radiographie sont celles qui sont le plus souvent atteintes : les doigts, les orteils, les poignets, le cou-de-pied, les genoux.

Si on examine une main normale, on voit les extrémités articulaires séparées par un interligne très net, dû à la bande de cartilage enveloppant la tête osseuse, qui reste transparent aux rayons X.

Quand, au contraire, on examine une main de rhumatisant chronique, les extrémités osseuses apparaissent augmentées de volume, comme soufflées, ternes et grisâtres, sans limitation précise. Il y a un empâtement général, et surtout une disparition de la bande claire que devrait donner le cartilage articulaire : les extrémités osseuses sont en contact immédiat, comme soudées ensemble, tassées, écrasées l'une contre l'autre, luxées ou subluxées (fig. 7).

Il y a là une image radiographique d'une extrême netteté, permettant de reconnaître immédiatement l'existence du rhumatisme chronique déformant; nous verrons, en étudiant notre troisième groupe, que les rayons X permettent un diagnostic aussi facile du rhumatisme dyscrasique goutteux.

PHYSIOLOGIE PATHOLOGIQUE. — Avant d'aborder cette étude, voyons si l'examen des lésions décrites nous permet d'expliquer les symptômes observés et de comprendre leur mécanisme.

Les phénomènes inflammatoires du début nous expliquent les douleurs articulaires de la première période ; il n'est pas besoin d'insister sur ce point, mais les lésions produites peuvent-elles nous rendre compte des déformations ultérieures et des douleurs paroxystiques intermittentes de la période d'état ?

Sans doute, le relâchement plus ou moins complet des ligaments destinés à soutenir l'articulation peut, sous la seule influence du poids des membres, permettre à des déformations de se produire ; mais les ligaments détruits sont remplacés par des ankyloses cellu-leuses ou osseuses et au genou, par exemple, dans les cas d'hydar-throse, il n'est pas rare de voir une laxité énorme des ligaments, sans difformité consécutive.

De même les bourrelets osseux, les stalactites, les ostéophytes peuvent bien faire concevoir les déplacements articulaires, les luxations même ou les subluxations, mais on devrait alors avoir les types les plus variables comme la forme même et la situation de ces néopro-ductions.

Au fond, les destructions ligamenteuses, l'hydarthrose, les néoproductions osseuses, tout cela n'a qu'un rôle très minime dans les déformations du rhumatisme progressif : tout cela ne saurait d'ailleurs expliquer les douleurs paroxystiques ni les crampes intermittentes.

En réalité, ainsi que l'ont bien montré Charcot et Crocq, ces défor-

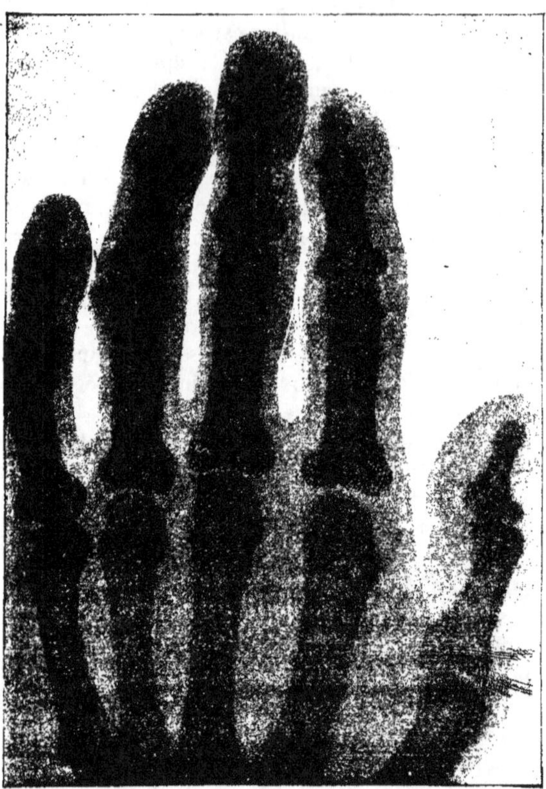

Fig. 7. — Cl... B. — Rhumatisme chronique déformant (Hôtel-Dieu, salle Sainte-Jeanne). Les lésions du rhumatisme chronique apparaissent à leurs différents degrés : sur le médius, le processus est encore au début, la jointure est déjà boursouflée, mais le cartilage s'aperçoit encore. Sur l'auriculaire, *le cartilage est en partie détruit*; et il y a un commencement de *pénétration* des têtes articulaires sur l'index, le médius et l'annulaire; *ici le cartilage est complètement détruit*; la phalangette est profondément altérée, et son extrémité articulaire est en voie de destruction : la peau qui la recouvre, lisse et amincie, a l'aspect sclérodermique (rad. du Dᵣ Destot).

mations résultent de contractions musculaires spasmodiques et pour ainsi dire convulsives. Leur forme même le démontre : ce sont des attitudes manifestement forcées. La résistance que les malades opposent à ces rétractions spasmodiques, tout en demeurant impuissants à les prévenir, suffit bien à établir qu'elles sont involontaires : leur apparence générale éveille l'idée d'un spasme musculaire ; ce sont des déviations d'ensemble, qu'on retrouve toujours avec le même type, que la jointure intermédiaire soit ou ne soit pas affectée ; et dans ce dernier cas, quand il y a une déviation totale de la main, alors qu'un ou plusieurs doigts gardent leurs articulations indemnes, on est bien forcé d'invoquer la contraction musculaire. Enfin ces crampes, qui reviennent sans motif la nuit plus que le jour, s'accompagnant de douleurs paroxystiques intermittentes, ne peuvent être le fait que de contractions spasmodiques convulsives.

Remarquons d'abord, pour nous en tenir aux mains et aux pieds où ces déformations sont le plus visibles, que les griffes produites sont presque semblables, ou du moins très analogues, à celles qu'on trouve dans la paralysie agitante, dans l'atrophie congénitale du cerveau, dans l'atrophie des interosseux, dans certaines hémiplégies de cause cérébrale, avec tendance à la dégénérescence secondaire, dans une série de maladies nerveuses, enfin, où les jointures ne sont nullement affectées.

PATHOGÉNIE. — Ce dernier point, signalé par Charcot, nous amène à rechercher au point de vue de la pathogénie générale les analogies qui rapprochent le rhumatisme chronique progressif des affections des centres nerveux : elles sont nombreuses, et avaient déjà frappé Skoda, Risenmann et Remak, bien qu'elles aient été contestées par Barjon.

Il n'y a pas seulement la ressemblance des déformations produites, il y a le début par des douleurs de névrite périphérique, des fourmillements, des picotements sans localisation articulaire ; il y a la marche des lésions, toujours symétriques, frappant aux mêmes points les deux côtés du corps à la fois. Il y a leur évolution régulière ascendante de bas en haut, de l'extrémité du membre à sa racine. Il y a cette marche continuellement envahissante, progressive, systématique, telle qu'on la voit dans les affections des centres nerveux. Enfin, il y a de même des troubles trophiques, portant à la fois sur la peau (sclérodermie, éléphantiasis), sur les muscles (atrophie, sclérose), sur le tissu osseux lui-même (ostéoporose), sur les phanères, ongles et poils (fig. 8 et 9). Il y a des troubles de la sensibilité, au contact, à la piqûre, à la chaleur ; parfois des troubles dans les réactions électriques ; tout ce qu'on voit dans les affections systématiques de la moelle ou du cerveau. Ce sont ces considérations qui avaient conduit Bouchard à penser que le rhumatisme chronique progressif rentrait dans le cadre des affections névrotrophiques. Notons encore que, pour réclamer ces arthrites, les neuropathologistes peuvent s'appuyer sur la terminaison habituelle de la maladie. C'est la tuberculose ou l'albuminurie qui enlève ces pseudo-rhumatisants : c'est la mort ordinaire des ataxiques, avec ou sans arthropathies.

Le rhumatisme chronique progressif sans lien de parenté avec le rhumatisme articulaire aigu ni la diathèse urique, avec les infections ni les toxhémies différenciées, nous apparaît donc comme une affection d'ordre névrotrophique. Si on veut trouver la lésion originelle, causale de la maladie, c'est du côté de la moelle et de ses enveloppes que les anatomo-pathologistes doivent faire porter leurs recherches : nous avons noté, dans un certain nombre d'autopsies faites par nous, l'existence de plaques méningitiques spinales diffuses, variant du

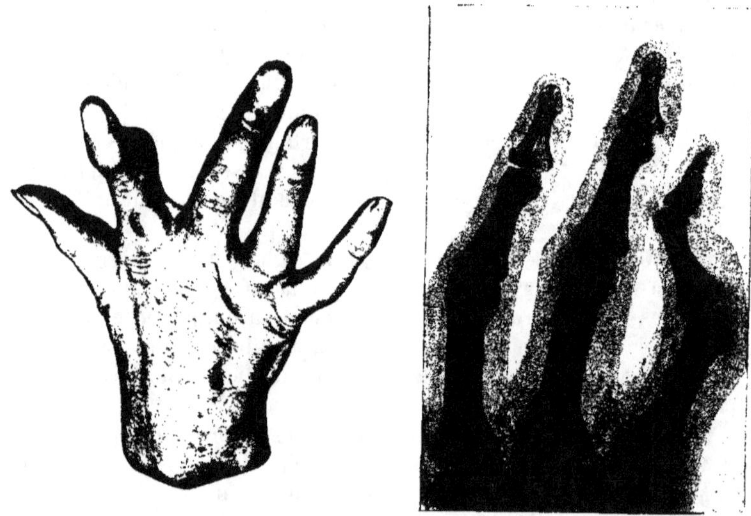

Fig. 8 et 9. — Cette analogie des déformations et des lésions du rhumatisme chronique noueux est si grande avec les déformations et les lésions d'ordre trophique qui accompagnent certaines affections nerveuses d'origine centrale qu'il est parfois difficile de les différencier. Nous reproduisons deux photographies concernant un cas de diplégie cérébrale chez un malade de Bicêtre du service du Dr Marie, et obligeamment communiquées par le Dr Léri, où l'on voit des déformations digitales rappelant l'aspect classique du rhumatisme (type de flexion de Charcot) et en même temps sur l'épreuve radiographique, au niveau des articulations les plus déformées, on observe un commencement de destruction du cartilage et de pénétration des extrémités osseuses.

volume d'une lentille à un centimètre carré et englobant, pour les comprimer ou les étouffer, un certain nombre de racines spinales. En compulsant les autopsies de rhumatisme chronique publiées par les auteurs, nous avons souvent trouvé, incidemment notées, des plaques de pachyméningite. Signalons, par exemple, l'observation de Touche (1), où, à l'autopsie d'un rhumatisme chronique ankylosant, il fut trouvé une plaque de pachyméningite cervicale : la dure-mère

1 Touche, *Journal d'anatomie* de 1900.

rachidienne, dans cette région, était quadruplée d'épaisseur, au niveau des cordons postérieurs. Des lésions de même nature ont été retrouvées tout récemment, dans une autopsie très intéressante dont les pièces viennent de nous être communiquées par le Dr A. Léri.

Ce qui manque encore pour affirmer cette théorie, c'est l'existence plus souvent constatée de lésions des racines rachidiennes correspondantes. Nous devons même dire que, prenant la question en sens inverse, Pitres et Vaillard, étudiant les lésions des nerfs périphériques, au voisinage des articulations malades, ont vu qu'elles y restaient cantonnées : dans les trois cas qu'ils ont étudiés, l'état des méninges rachidiennes n'avait pas eu à être examiné ; leurs observations ne peuvent donc servir ni à infirmer ni à confirmer l'hypothèse que nous émettons.

Mais, en admettant même l'existence de cette pachyméningite spinale, est-ce qu'elle constituerait toute l'étiologie ? nous ne le croyons pas ; on peut faire un pas de plus, et prévoir la nature du processus qui atteint les méninges spinales. Rappelons-nous le rôle capital de l'humidité : elle peut agir de deux façons ; peut-être par les moisissures qui s'attachent aux murailles et aux plafonds, qui persistent une fois établies, malgré les enduits dont on les recouvre. Rappelons la terreur qu'en avaient les anciens : ils les appelaient la *lèpre des maisons* et les hygiénistes comme Moïse prescrivaient de détruire les habitations qui en étaient atteintes et de disperser leurs pierres.

Cet antécédent causal se retrouve dans presque toutes les observations. Il est possible que ce soit dans le cryptogame qui engendre ces moisissures que réside l'agent pathogène de la maladie ; et le rhumatisme chronique progressif, qui nous était apparu comme une trophonévrose, se montre à nous maintenant comme une trophonévrose de nature infectieuse : et à ce titre, il devrait logiquement rentrer dans le cadre des rhumatismes d'infection.

Une autre hypothèse consisterait à admettre que le froid humide agit en modifiant l'état de nos cellules, en altérant leur vitalité, en leur faisant sécréter des toxines qui, mises en circulation, iraient se cantonner sur les méninges rachidiennes, pour donner une pachyméningite toxique ; la trophonévrose ainsi provoquée deviendrait la résultante d'une auto-intoxication et devrait par conséquent rentrer dans notre troisième groupe des rhumatismes chroniques dyscrasiques ou toxiques.

Ce ne sont là que des hypothèses ; nous les signalons parce qu'elles nous paraissent vraisemblables ; elles seront peut-être la vérité scientifique de demain ; à ce moment — s'il arrive — l'histoire du rhumatisme chronique ne comprendra plus que les deux variétés toxiques ou infectieuses. Jusque-là, tant que le rôle indéniable du froid humide restera mystérieux, tant qu'on n'aura pas pénétré le mode intime de son action, il convient de rester prudent et de conserver distinct le groupe d'attente que nous venons d'étudier.

DEUXIÈME GROUPE. — RHUMATISME CHRONIQUE D'INFECTION.

Nous abordons maintenant la deuxième classe des rhumatismes chroniques, l'étude des cas où l'on retrouve nettement la filiation avec une infection antérieure : avec le rhumatisme articulaire aigu, avec la blennorragie, la tuberculose, les fièvres éruptives, la scarlatine en particulier, l'érysipèle, la dysenterie, la fièvre puerpérale, ou même avec des infections moins différenciées et plus localisées : les amygdalites, comme l'a vu Charrin, les vaginites, la leucorrhée, comme l'a signalé Marie, l'ictère infectieux dans un cas de Triboulet. La pathogénie est alors toute différente ; c'est le rhumatisme articulaire aigu, c'est la tuberculose, c'est l'infection initiale qui constitue toute l'étiologie : le froid humide n'a plus qu'un rôle adjuvant. Mais au point de vue symptomatique, dans les formes diverses que nous aurons à décrire, en dehors de quelques différences de détail, nous retrouverons les trois variétés cliniques déjà établies : le rhumatisme chronique progressif, le rhumatisme chronique partiel, la spondylose rhizomélique ; ces diverses formes auront des allures très semblables sinon identiques, et comporteront des lésions anatomo-pathologiques impossibles à différencier : c'est seulement la coexistence de l'infection primitive qui permettra de comprendre la nature de ces manifestations morbides, de ne pas les confondre avec les trophonévroses précédemment décrites, de prévoir les complications différentes qui viendront les terminer et de fixer enfin le traitement qui devra leur être appliqué.

Nous étudierons spécialement trois formes de ces rhumatismes chroniques d'infection : 1° le rhumatisme chronique d'origine rhumatismale ; 2° le rhumatisme chronique blennorragique ; 3° le rhumatisme chronique tuberculeux.

1° RHUMATISME CHRONIQUE D'ORIGINE RHUMATISMALE.

ÉTIOLOGIE. — Il existe chez les jeunes sujets de seize à trente ans une forme spéciale de rhumatisme chronique progressif qui, à sa période d'état, est semblable à la trophonévrose des vieillards que nous venons d'étudier, mais qui en diffère par son début, sa marche, son allure, par ses complications et sa terminaison, et qui est nettement de nature rhumatismale.

SYMPTOMATOLOGIE. — Chez les adolescents de cet âge, sous l'influence d'un coup de froid, on voit survenir de brusques poussées rhumatismales : il y a un état général fébrile de 39° à 40°, précédé de frissons, accompagné d'accélération du pouls ; il y a des sueurs profuses généralisées, de l'anxiété, de l'angoisse, comme dans le rhumatisme articulaire aigu. Toutes les jointures se prennent à la fois, les grandes et les petites, et partout on a des phénomènes réactionnels intenses, de la chaleur, de la rougeur, de la tuméfaction, des douleurs d'une extrême vivacité. Puis, au bout de quelques jours ou de quelques semaines, l'état général s'amende, la fièvre tombe, les phénomènes d'inflammation locale disparaissent, les grandes jointures redeviennent libres, mais les petites articulations des mains et des pieds restent prises. A leur niveau, plus de chaleur, de rougeur ni de tuméfaction, mais des spasmes musculaires douloureux, intermittents ; des déformations qui s'installent, s'accentuent rapidement, arrivent en quelques mois à leur summum, et donnent une griffe en tous points semblable à celle du rhumatisme musculaire progressif.

Les rétractions tendineuses sont même plus marquées, les spasmes des muscles périarticulaires plus intenses. A la main, les os de l'avant-bras font saillie en arrière et débordent le carpe, de même les phalanges surplombent les métacarpiens sur la face dorsale et dessinent ainsi une voûte convexe. Tout mouvement spontané et communiqué est impossible, les ankyloses sont rapides, les atrophies musculaires se dessinent en quelques mois. Les têtes osseuses faisant saillie au-dessus de leurs articulations, les subluxations sont fréquentes : on a l'une des trois variétés cliniques du rhumatisme articulaire progressif, mais avec des déformations exagérées, et pourtant l'infirmité ainsi créée est moins durable ; en deux ans, trois ans au plus, elle guérit, ou du moins il n'en reste que des vestiges. Sans doute, le malade reste rhumatisant, et de ce chef peut avoir d'autres poussées, soit du même type, soit, plus souvent, une poussée franche de rhumatisme articulaire aigu. Mais, en outre, dès cette première atteinte, le rhumatisme a souvent laissé son empreinte sur l'appareil cardio-vasculaire et créé une lésion irréparable. Dans cette forme juvénile rapide, les complications cardiaques, qui n'existent pas dans le rhumatisme trophonévrotique, dû à la seule action du froid humide, sont au contraire très fréquentes. Romberg les signalait dès 1846. Beau a vu survenir le rétrécissement aortique chez une jeune fille de vingt-trois ans, dans une poussée de rhumatisme chronique. Grisolle, chez un jeune homme de vingt-quatre ans, a vu dans les mêmes circonstances l'insuffisance aortique. Ball cite de même des cas d'insuffisance mitrale. Trastour, Charcot, Mauriac, Barthez et tout récemment Barié, ont vu des péricardites et des lésions de l'aorte. Nous-mêmes avons noté le rétrécissement mitral.

En un mot, les complications cardiaques apparaissent avec une fréquence presque aussi grande que dans le rhumatisme articulaire aigu, avec des allures plus torpides, plus insidieuses et avec des localisations un peu différentes. Les valvules sigmoïdes sont plus souvent prises que la mitrale ; il y a des aortites et des péricardites aussi fréquentes, sinon plus. On a même vu, dans de telles formes, survenir des complications rhumatismales moins banales.

C'est ainsi que Ball a signalé les complications pulmonaires, Garrod les laryngites. C'est ainsi que Fuller, Garrod, Cornil, Charcot, ont montré des complications oculaires et surtout l'iritis rhumatismal succédant à cette forme de rhumatisme chronique, ou l'accompagnant.

On voit donc bien les liens intimes de cette forme juvénile avec le rhumatisme articulaire aigu. Pour Charcot c'est du rhumatisme chronique à l'état aigu ; pour Ball c'est du rhumatisme articulaire aigu passant à l'état chronique ; mais pour tous, de par les parentés morbides, la marche générale et les complications terminales, c'est du rhumatisme vrai. Au congrès de Naples en 1897, Fenoglio l'a admis dans son rapport ; et au quinzième congrès de médecine allemande Baumler a signalé des cas de rhumatisme chronique consécutif au rhumatisme articulaire aigu.

A côté de cette première forme bien tranchée, on peut en voir une deuxième d'allure moins franche : son origine, toutefois, ne saurait être douteuse, car le début se fait par une attaque de rhumatisme articulaire aigu ; souvent le malade a eu plusieurs attaques semblables, deux, trois, quatre. A la dernière la résolution ne se fait pas, et ainsi se trouve justifié le mot de Charcot : le rhumatisme chronique succède au rhumatisme articulaire aigu comme la pneumonie chronique succède à la pneumonie aiguë.

C'est encore une forme juvénile. Romberg en a vu trente cas de vingt à trente et un ans. Adams, Lébert, Garrod en citent des observations chez de plus jeunes gens. Après une poussée de rhumatisme articulaire aigu, sans nouvelle élévation de température, le rhumatisme chronique progressif s'installe insidieusement ; c'est-à-dire que, tandis que la résolution est complète du côté des grandes articulations primitivement envahies, les petites jointures deviennent douloureuses, se tuméfient, et les déformations se font lentement avec la série des spasmes douloureux et les périodes habituelles d'exacerbation et de rémission.

Là rien de spécial à signaler dans la physionomie de ce rhumatisme chronique : il n'y a pas d'exagération des déviations, mais la durée est longue, les déformations persistent. Mais là encore surviennent des complications du côté de l'endocarde et des vaisseaux ; toutes les lésions valvulaires peuvent être observées, et c'est par le cœur que les malades meurent le plus souvent.

La marche inverse peut être notée quelquefois : on voit les phénomènes, au début, simuler l'invasion du rhumatisme chronique progressif, quand, au bout d'un certain temps, brusquement éclate une attaque de rhumatisme articulaire aigu qui évolue avec tout son cortège habituel. On voit survenir, dit Besnier, au milieu d'un rhumatisme chronique torpide durant déjà depuis longtemps, un paroxysme aigu généralisé. Il s'accompagne de douleurs cruelles, dépassant de beaucoup l'aire des articulations, frappant indistinctement les grandes et les petites jointures, mais avec irrégularité, sans aucune apparence de symétrie et ne disparaissant que pour laisser derrière lui des lésions irréparables du cœur et du péricarde.

D'autres cas peuvent s'observer encore, où l'on note, avec le rhumatisme articulaire aigu, l'alternance ou la succession du rhumatisme chronique partiel.

On voit des rhumatismes chroniques partiels qui, au lieu du début lent et torpide qui leur est habituel, évoluent avec de la fièvre, de l'accélération du pouls, de l'état général, tout l'aspect d'une arthrite aiguë : rougeur extrême, inflammation vive, chaleur, œdèmes périarticulaires, puis les phénomènes aigus cessent, les symptômes généraux s'amendent et il subsiste une arthrite chronique. Le plus souvent elle garde un aspect spécial, s'accompagne d'empâtement, ressemble à une tumeur blanche et rapidement s'ankylose. C'est une des formes du rhumatisme chronique infantile, c'est le rhumatisme fongueux de Barthez, observé par lui 3 fois sur 11 cas, ayant évolué de sept à onze ans.

La même forme, d'ailleurs, peut s'observer chez l'adulte et même chez le vieillard, persister quelques années et finir par une résolution relative qui aboutit à l'arthrite sèche, vulgaire ; il y a quelquefois des exacerbations violentes intercalaires de rhumatisme articulaire aigu ou une poussée de rhumatisme chronique généralisé : ce sont les cas d'Adams et de Colombel.

Là encore, à défaut des caractères généraux qui montrent la nature rhumatismale de la maladie, on aurait pour s'éclairer les complications cardio-vasculaires fréquentes, la production des lésions valvulaires.

Enfin, quelquefois, c'est le rhumatisme articulaire aigu qui débute et laisse comme reliquat une monoarthrite sèche qui dure pendant des années.

Dans tous ces cas, on le voit, si on étudie le rhumatisme chronique progressif ou le rhumatisme partiel constitué, en pleine évolution, on le retrouve avec les caractères précédemment décrits dans notre première classe ; mais si on observe son étiologie, son mode de début, si on note les poussées de rhumatisme articulaire aigu qui alternent avec lui, les complications cardiaques qui le terminent, on arrive bien vite à différencier les deux maladies : elles ont même anatomie pathologique et sont pourtant d'essence bien différente ; nous sommes là en plein domaine rhumatismal et avons à redouter toutes les lésions cardio-vasculaires du rhumatisme.

Une des caractéristiques de ces formes de rhumatisme chronique rhumatismal, c'est qu'en dehors des troubles du cœur, qui constituent leur danger, elles sont moins tenaces, moins longues, elles ont tendance à guérir et peuvent être influencées par le traitement.

C'est ce qui explique cette remarque qu'ont faite Guéneau de Mussy, Charcot, Leudet, Cornil, tous ceux qui n'admettent pas la division du rhumatisme chronique et croient son origine rhumatismale constante : le rhumatisme cardiaque chronique et l'endartérite chronique, disent ces auteurs, s'associent de préférence avec les rhumatismes les plus légers et les moins longs, à l'inverse du rhumatisme articulaire aigu qui, au contraire, frappe d'autant plus le cœur qu'il a plus d'intensité. Cette anomalie apparente s'explique sans peine : ces rhumatismes chroniques bénins de courte durée sont d'origine rhumatismale et de ce chef comportent des complications cardiaques, tandis que le vrai rhumatisme chronique partiel ou progressif, lésion durable et incurable, est sous la dépendance du froid humide ; c'est une trophonévrose qui n'atteint pas le cœur.

Le rhumatisme articulaire aigu peut aussi passer à l'état chronique d'une autre façon, en épargnant les articulations, pour frapper seulement les tissus périarticulaires. C'est Jaccoud qui le premier, de main de maître, a décrit cette forme nouvelle.

Le malade qu'il observait avait eu six attaques de rhumatisme articulaire aigu : les quatre premières très violentes (la troisième avait laissé une lésion indélébile d'insuffisance et de rétrécissement aortiques) ; les deux dernières furent presque subintrantes et très longues, la cinquième persistant six mois. Elles comportèrent moins de fièvre, moins d'état général, les douleurs articulaires furent d'abord généralisées, puis la résolution se fit et les petites jointures des doigts et des orteils restèrent douloureuses et déformées.

Tout d'abord le malade pouvait rectifier les positions irrégulières ainsi contractées, et qui semblaient le fait de la douleur ; peu à peu elles devinrent permanentes et persistèrent en dehors des phénomènes douloureux, reproduisant le type du rhumatisme chronique progressif.

La main déviée sur le bord cubital, raide, en flexion anormale, présentant une face palmaire concave, une face dorsale convexe, la première phalange luxée sur le métacarpe, donnait à la face dorsale une voûte convexe, tandis que la phalangine et la phalangette en extension forcée, luxées sur la première phalange, figuraient une gouttière à concavité supérieure.

A un examen plus attentif on notait que la paume de la main était maintenue excavée, bridée, fixée en demi-flexion par les brides de l'aponévrose palmaire qu'on sentait nettement dessinée.

On notait que les déviations produites résultaient uniquement du déplacement des surfaces articulaires et de leur maintien par des rétractions fibreuses périarticulaires ; les extrémités des os n'étaient ni déformées, ni tuméfiées.

Il en était de même au pied, tout entier déjeté vers le bord externe.

avec les orteils rectilignes, sans qu'il y eût aucune lésion de l'articulation, du fait seul des rétractions fibreuses faciles à percevoir.

Depuis Jaccoud, Tedeschini, Charcot, Besnier, Menjaud ont signalé de nombreux cas semblables ; ils sont devenus classiques : c'est le rhumatisme chronique fibreux, la périarthrite sèche, l'arthropériarthrite.

Dans ces pseudo-arthrites déformantes, tout le processus se borne à une phlegmasie des tissus lamineux périarticulaires, et il en résulte une série de rétractions et de déplacements articulaires, donnant l'aspect de l'ankylose ou du rhumatisme chronique progressif.

La différenciation est pourtant facile à un examen attentif : et d'abord, le pouce à la main, le gros orteil au pied, sont complètement épargnés ; on le conçoit aisément, puisqu'ils sont indépendants des aponévroses plantaires et palmaires. La paume de la main est excavée et fixée en demi-flexion sans qu'on puisse la redresser ; en l'essayant, on sent nettement les brides de l'aponévrose palmaire se dessiner sous les doigts. De même, à l'examen des articulations, on perçoit les brides fibreuses qui les maintiennent, mais au niveau des os déplacés on ne sent ni hypertrophie, ni ostéophytes, ni stalactites osseuses, on ne provoque pas de crépitation dans les mouvements qu'on tente d'imprimer.

Les lésions articulaires qui ont existé ont été passagères et curables. Ce sont des lésions cellulo-fibreuses qui ont dominé la scène, qui ont persisté et qui entraînent ces déviations permanentes et cette impotence fonctionnelle.

Longtemps on a cru que ces déformations pouvaient s'expliquer par la seule rétraction de l'aponévrose palmaire ; mais Goyrand (d'Aix) a bien montré que cette aponévrose ne fournissait pas d'expansion au delà de la première phalange et que, pour que les phalangines et les phalangettes fussent immobilisées, il fallait admettre la production de nouvelles bandelettes fibreuses à leur niveau. C'est très probablement aux dépens du tissu conjonctif que se forment ces bandelettes nouvelles.

Tel est le rhumatisme chronique fibreux. Il tient du rhumatisme articulaire aigu par ses lésions articulaires superficielles et d'évolution rapide. Il tient du rhumatisme chronique par sa persistance et ses déviations définitives.

Là encore les complications cardiaques et surtout vasculaires sont fréquentes, c'est l'aortite qu'on observe le plus souvent, non seulement l'insuffisance et le rétrécissement aortiques, mais la dilatation de l'aorte, la maladie d'Hogdson avec toutes ses conséquences. Lobstein, Bouillaud, Guéneau de Mussy ont bien montré les caractères spéciaux de ces endartérites rhumatismales. Elles se développent avec une excessive lenteur et restent si longtemps latentes que la liaison qui les unit au rhumatisme pourrait passer inaperçue : il faut savoir leur fréquence et les rechercher avec soin.

Si cette forme de rhumatisme fibreux est la plus fréquente, elle n'est pas la seule. En effet, le rhumatisme fibreux ne simule pas seulement le rhumatisme chronique progressif, il simule aussi le rhumatisme partiel : on a des périarthrites bien connues des chirurgiens, localisées à la hanche, au genou, au coude et surtout à l'épaule.

C'est la périarthrite scapulo-humérale qui est la plus fréquente. Elle a été bien étudiée par Duplay, Jarjavay, Desplats ; c'est une inflammation de la bourse séreuse sous-acromio-deltoïdienne et du tissu cellulaire ambiant qui arrive à immobiliser l'épaule, ainsi que pouvait le faire une arthrite chronique ; les mouvements imprimés sont tous douloureux et les mouvements d'abduction particulièrement impossibles ; il y a une atrophie du deltoïde, des sus et sous-épineux, on note l'aplatissement du moignon de l'épaule, l'existence d'un brusque ressaut au bord externe de l'acromion ; le bras reste accolé au thorax, le coude demi-fléchi, et, quand on essaye d'imprimer des mouvements au membre, on voit qu'ils se passent en dehors de l'articulation. C'est la pointe de l'omoplate qui se déplace en décrivant un mouvement de sonnette et la palpation à ce niveau laisse nettement percevoir la crépitation.

Des phénomènes analogues périarticulaires se notent au genou et quelquefois au coude. Dans l'observation célèbre de Jaccoud, il y avait de la périarthrite des deux coudes en même temps que du rhumatisme chronique fibreux des mains et des pieds.

Dans toutes ces formes l'influence rhumatismale est nette : ce sont des modalités spéciales du rhumatisme articulaire aigu ; ce ne sont pas des maladies distinctes.

Nous en dirons autant de ces manifestations si curieuses du rhumatisme fibreux décrites par Froriep sous le nom d'*induration fibreuse* et par Meynet (de Lyon) sous le nom de *nodosités rhumatismales*. Ce sont de petites tumeurs fibreuses le plus souvent très douloureuses, qui siègent en nombre variable au pourtour des tendons, dans le tissu cellulaire sous-cutané, dans le derme, dans les muscles, qui adhèrent aux couches profondes et ne se laissent pas mobiliser. On en a même signalé qui semblaient se développer aux dépens du périoste et simulaient des exostoses ; ce sont des processus de phlegmasie chronique des tissus conjonctifs et fibreux de même nature que les formes précédentes, avec lesquelles elles coïncident souvent.

On conçoit donc bien les différences tranchées qui séparent les deux premiers groupes, malgré une identité des lésions et de grandes ressemblances symptomatiques. D'une part nous avons une maladie qui frappe surtout les vieillards, se développe sous l'influence de l'humidité et des moisissures, est constituée par une arthronévrose infectieuse ou toxique, évolue vers la tuberculose et le mal de Bright ; d'autre part, nous avons une maladie des adultes et des jeunes gens, maladie *a frigore* en apparence, dépendant du rhumatisme articulaire aigu et aboutissant comme lui à des lésions cardio-vasculaires.

2° RHUMATISME CHRONIQUE BLENNORRAGIQUE.

Il est d'une extrême fréquence, et s'observe à tous les âges, car la détermination peut être précoce, succéder chez un enfant à une vulvo-vaginite, ou même à une ophtalmie, ou, au contraire, survenir tardivement, sans inoculation nouvelle, sous l'influence d'une goutte urétrale persistante, à l'occasion d'une poussée d'urétrite chez un vieux blennorragique. C'est pourtant de vingt à quarante ans que se trouve son maximum de fréquence.

On a longtemps discuté sur sa nature : c'était un réveil de la diathèse rhumatismale chez un blennorragique pour Peter, un phénomène réflexe pour Besnier, une métastase pour Swediaur ; c'était une arthrite sympathique pour Rollet, un rhumatisme génital par irritation d'une zone spéciale rhumatogène de l'urètre (Lorain).

Toutes ces théories sont vides de sens depuis la découverte du gonocoque et la connaissance des rhumatismes d'infection. Tout au plus pourrait-on se demander avec Jullien si les manifestations articulaires ne sont pas le fait d'une infection secondaire ; mais les travaux de Deutschmann, Finger, Ghan, Schlagenhausse, ceux de Bordoni-Uffreduzzi, ceux de Macaigne, Hallé et Griffon ont mis en évidence de façon indéniable le rôle pathogène du gonocoque et de ses toxines.

SYMPTOMATOLOGIE. — Nous trouverons trois formes symptomatiques différentes : 1° rhumatisme blennorragique ankylosant oligoarticulaire succédant immédiatement au rhumatisme aigu.

2° Polyarthrite noueuse déformante survenant à longue échéance, prédominant aux mains et aux pieds.

3° Spondylose rhizomélique.

Nous étudierons rapidement chacune de ces formes.

Première forme. — Au cours de la blennorragie s'installe une arthrite aiguë : elle intéresse le genou dans les trois quarts des cas, souvent aussi elle atteint le coude. C'est une arthrite subaiguë, sans élévation de température, ou avec une fièvre modérée, s'accompagnant de douleurs très violentes, spontanées ou provoquées par le moindre mouvement, comportant quelquefois de l'hydarthrose, revêtant le plus souvent le type d'une arthrite plastique, avec participation de toutes les gaines tendineuses de voisinage à l'inflammation articulaire, d'où cet empâtement diffus, et cet aspect fusiforme de l'article qui lui donne en quelques jours l'aspect d'une tumeur blanche.

Avec une rapidité surprenante, en dix ou quinze jours quelquefois, en un mois le plus souvent, l'articulation s'enraidit, de véritables jetées fibreuses poussent tout autour de l'article et à son intérieur, et l'ankylose se trouve réalisée, sans qu'on puisse rien pour l'empêcher. C'est à tel point que, pour l'arthrite du coude, dès qu'on soupçonne le début de ce processus chronique, il est recommandé de placer le coude en demi-flexion, pour permettre du moins au membre de s'ankyloser en bonne position : c'est l'arthrite plastique ankylosante de Gosselin qui est ainsi réalisée. Elle devient vite fonctionnellement complète, et ultérieurement elle devient osseuse et définitive. C'est désormais une lésion incurable, qui ne saurait relever que d'une intervention chirurgicale.

Notons que, si les articulations du genou et du coude sont celles où on a le plus souvent remarqué l'ankylose, un processus de même nature se passe de façon très fréquente du côté de l'articulation temporo-maxillaire, et surtout de façon presque constante du côté de l'articulation sterno-claviculaire ; mais la gêne fonctionnelle qui en résulte est minime et l'arthrite à ce niveau passe inaperçue.

Deuxième forme. — Elle donne des polyarthrites déformantes des mains et des pieds.

Aux mains, le début se fait par une poussée aiguë au niveau d'un ou de plusieurs doigts, les intéressant quelquefois tous, sauf le pouce qui reste généralement épargné ; évoluant quelquefois de façon symétrique aux deux mains ; souvent limité à une seule. Dans la période aiguë l'aspect des doigts atteints est pathognomonique : on a la dactylite pseudo-phlegmoneuse de Fournier, donnant les doigts en fuseau, en rave ou en radis ; à ce degré, la lésion est uniquement périarticulaire, et les radiographies d'Emery et Glantinaz ont montré l'intégrité complète du système osseux périostique et cartilagineux. Tout peut se résoudre une première fois, et ce n'est souvent qu'à l'occasion d'une deuxième ou d'une troisième blennorragie, et d'une seconde ou troisième poussée rhumatismale, que se fait le passage à l'état chronique ; quelquefois au contraire il s'installe d'emblée : les articulations carpo-métacarpiennes, métacarpo-phalangiennes et des phalanges entre elles sont prises successivement : la griffe qui en résulte est celle du rhumatisme chronique progressif. Du côté des os et des cartilages, les lésions sont identiques. A la radiographie même, Achard a noté la fréquence de végétations ostéophytiques au niveau de ces petites articulations sur leur face latérale. Souvent même, quand la lésion est bilatérale, il y a des troubles trophiques d'une intensité extrême ; non seulement des amyotrophies, mais des productions de corne cutanée, de la chute des poils, des ongles, si bien qu'on se demande, avec Launois, si les toxines du gonocoque n'ont pas directement touché les centres nerveux. Cette question des déterminations myélopathiques de la blennorragie, étudiée depuis Stanley par Hayem et Parmentier, Raymond, Spillmann, Haushalter, Souplet, Barié, a reçu de tous les auteurs une solution affirmative; mais il ne nous semble pas pourtant que dans sa variété ordinaire l'arthrite blennorragique puisse être considérée comme une arthronévrose.

Au pied, les phénomènes sont un peu différents ; le début se fait par la gaine du tendon d'Achille, par cette articulation du talon, dont plaisantait Ricord : puis l'articulation tibio-tarsienne se prend, et ensuite les articulations du métatarse. Il en résulte un aplatissement de toute la voûte plantaire, un véritable pied plat douloureux ; ce n'est qu'à la longue que les articulations phalangiennes sont envahies ; il se produit alors à leur niveau des nodosités et des becs scelures ; le gros orteil n'est pas épargné, et la déviation totale du pied sur son bord externe est réalisée comme dans le rhumatisme chronique progressif vulgaire : même lenteur d'évolution, même ténacité, mêmes troubles trophiques, sauf qu'il y a une persistance des douleurs et une gêne fonctionnelle plus grande, du fait de la participation des gaines tendineuses au processus inflammatoire.

Troisième forme. — Elle est d'étude toute récente, c'est la spondylose rhizomélique dans toute sa pureté qui la constitue ; les cas s'en multiplient.

Sans doute, il en est de la spondylose rhizomélique comme de tous les types cliniques du rhumatisme chronique ; elle peut être réalisée par des infections et des intoxications variées, mais il semble bien que la blennorragie soit le plus souvent en cause dans son étiologie.

Déjà Du Amaral en avait signalé un cas ; Léri en admet trois dans son mémoire ; Raymond, Rendu en ont publié des observations indiscutables ; Riollet dans sa thèse en réunit dix cas. C'est une forme relativement fréquente, à développement très lent, succédant à des atteintes multiples de blennorragie, précédée d'une longue période de raideur de la colonne, où l'amélioration reste longtemps possible, mais aboutissant à l'ossification ligamenteuse, à l'hypertrophie et à la soudure des extrémités articulaires au niveau des vertèbres et des hanches, et comportant alors un pronostic jusqu'ici irrémédiable.

3° RHUMATISME CHRONIQUE TUBERCULEUX.

La tuberculose, maladie infectieuse par excellence, devait plus qu'une autre donner lieu à des processus articulaires inflammatoires ; et pourtant, la connaissance du rhumatisme tuberculeux est de date récente.

Sans doute, on avait noté dès longtemps la coexistence de la tuberculose et du rhumatisme chronique : elle avait été vue dès 1845 par Bonnet, puis par Gubler et Fowel : le fait n'avait pas échappé à Charcot, ni à Trousseau, ni à Peter, ni à Besnier, ni à Bouchard ;

mais, malgré la rencontre fréquente de ces deux états pathologiques, on continua à leur dénier toute relation pathogénique.

C'est Poncet qui en 1896 créa ce type clinique important ; depuis, sous son impulsion, les travaux de Bérard, Destot, Dor, Patel, Thévenot, Mailland, Leriche ont mis la question en pleine lumière. Des thèses nombreuses ont été faites sur ce sujet ; citons, à Lyon, celles de Bouclier, Chambelland, Duc, Géniaux, Levet, Merson, Jouve, Pouly, Vaissade, Villedieu ; à Paris celles de Gaillard et Cubertafon ; puis les communications de Bezançon, Gaillard, Barbier, Griffon, Braillou, Jousset, etc.

Le rhumatisme tuberculeux, hier ignoré, est aujourd'hui étudié sous toutes ses formes, aiguës et chroniques, articulaires et abarticulaires. Nous nous bornerons à étudier la forme chronique ; elle est d'une fréquence extrême.

Si elle n'est pas connue depuis longtemps, c'est à l'anatomie pathologique qu'il faut s'en prendre, ou, du moins, à la conception anatomique trop absolue et trop étroite qu'on avait des lésions tuberculeuses ; en effet on ne connaissait jusqu'ici que les lésions virulentes de la tuberculose, allant du follicule tuberculeux et de la granulation grise aux noyaux caséeux, aux fongosités, et à l'abcès froid.

C'est à Poncet que revient le mérite d'avoir bien montré qu'il existait une autre forme de tuberculose, qu'il appelle, par opposition à la précédente, la *tuberculose inflammatoire* : là les lésions produites n'ont plus de spécificité ; ce sont des lésions irritatives banales, para-tuberculeuses, ne différant en rien de celles que produiraient d'autres infections ou d'autres intoxications.

C'est une notion nouvelle ; ce n'est pas de la tuberculose atténuée, qui donne encore des lésions spécifiques, et qui peut sans doute donner aussi, mais rarement, des arthrites. C'est une forme différente de l'infection tuberculeuse, où les lésions ne sont plus des édifications microbiennes, mais sont dues à l'action des toxines sécrétées par ces microbes ; soit que cette sécrétion se fasse à distance, qu'elle provienne d'un petit foyer de tuberculose latente, cliniquement éteinte, soit même qu'il s'agisse d'une imprégnation ancestrale de l'organisme par la toxine du bacille de Koch, telle que l'un de nous l'avait déjà invoquée pour expliquer certaines albuminuries prétuberculeuses.

Toujours est-il que l'existence du rhumatisme tuberculeux de Poncet, à lésions purement irritatives, est peu contestable : les cas en sont très nombreux ; mais leur pourcentage exact est difficile à établir avec les documents anciens. En effet, nous persistons à croire qu'on n'a pas le droit de cataloguer tuberculeux tout rhumatisme chronique au cours duquel se montre la tuberculose : elle est l'aboutissant de nombre de formes de la polyarthrite déformante, alors même qu'elle n'a pas présidé à leur éclosion. Nous croyons toutefois, d'après nos statistiques, que le rhumatisme chronique tuberculeux répond environ à 50 p. 100 des cas de rhumatismes chroniques pris en bloc ; c'est donc de beaucoup la plus fréquente des variétés que nous avons à étudier. D'autant mieux que si on se servait de l'examen cytologique des liquides articulaires ; et, si la méthode de Merieux se confirmait, à savoir qu'en plaçant des vésicatoires chez les rhumatisants chroniques tuberculeux, et inoculant leur sérosité à des cobayes préalablement infectés par le bacille de Koch, on avait vraiment la réaction typique de la tuberculine, on se trouverait en possession d'un critérium permettant de déceler des cas moins certains dans leur étiologie, et d'étendre encore le champ du rhumatisme chronique tuberculeux.

SYMPTOMATOLOGIE. — Pour qu'un rhumatisme chronique soit dit par nous tuberculeux, il faudra qu'il évolue chez un tuberculeux devant être considéré comme tel, soit du fait de ses antécédents héréditaires bien nets, soit du fait d'une lésion tuberculeuse antérieure ou coexistante, si légère, si atténuée soit-elle ; — il faudra, en dehors de toute lésion révélable par l'examen, que notre malade ait un séro-diagnostic positif par la méthode d'Arloing et de Courmont, ou bien que, par l'inoculation d'un de ses exsudats, ou d'un liquide d'hydarthrose, on puisse rendre le cobaye tuberculeux ; — il faudra qu'il ait, avec une tension basse, un rétrécissement mitral de la première enfance, ou une de ces albuminuries matutinales intermittentes dont on sait bien aujourd'hui la signification.

Tel que nous le concevons, tel que Poncet nous l'a fait connaître, le champ du rhumatisme tuberculeux est déjà énorme, et se manifeste sous quatre formes cliniques spéciales que nous allons décrire : les polyarthrites déformantes, les synovites chroniques, les arthrites plastiques ankylosantes, la spondylose rhizomélique.

1° **Polyarthrites déformantes**. — Elles s'observent sur la plupart des jointures, poignet, genou, épaule, hanche, articulations des mains et des pieds, où elles reproduisent l'aspect du rhumatisme chronique déformant simple.

Cette forme se rencontre à tout âge, le plus souvent vers la vingtième année ; elle n'est pas très rare chez les enfants de dix à treize ans ; Drevet l'aurait vue une fois à trois ans.

D'après Bérard et Destot, les malades présentant ce syndrome se divisent en trois catégories : 1° les sujets indemnes de manifestations tuberculeuses personnelles, mais de souche bacillaire ; — 2° les malades dont les polyarthrites ont été précédées d'autres localisations tuberculeuses : ganglionnaires, cutanées, pulmonaires ou viscérales ; — 3° ceux atteints d'une tumeur blanche des grandes articulations avant le début des polyarthrites.

La polyarthrite déformante tuberculeuse évolue sans tendance aux abcès, avec les mêmes processus intermittents, les mêmes crises douloureuses plus ou moins aiguës que dans le rhumatisme chronique vulgaire. Elle aboutit aux mêmes déformations, à la même impotence fonctionnelle. Il serait donc illusoire de chercher dans des phénomènes locaux subjectifs ou objectifs des signes suffisamment pathognomoniques.

Signalons pourtant que chez les malades porteurs de tuberculose viscérale antérieure, la marche au début est aiguë, et aboutit rapidement à la polyarthrite chronique en un point, à l'arthrite fongueuse ou à la synovite à grains riziformes en un autre point; il y a de longues rémissions et de brusques poussées nouvelles par saccades.

Bérard et Destot ont cru pouvoir donner au Congrès de chirurgie de 1897 une caractéristique radiographique de cette polyarthrite tuberculeuse : il y aurait à la photographie, sur la tête des phalanges, des îlots blanchâtres séparés les uns des autres, dus à la raréfaction irrégulière du tissu osseux, du fait de l'infiltration bacillaire.

Ces îlots arrivent à se fondre ; la partie raréfiée s'étend, le cartilage diarthrodial n'est plus soutenu, il s'affaisse; la cavité glénoïde se désagrège de même ; les deux os se juxtaposent par emboîtement et, dans les extrémités en contact, on retrouve les mêmes îlots clairs de raréfaction.

2° **Synovites chroniques.** — Elles s'observent dans les mêmes conditions : elles sont chroniques d'emblée, ou succèdent à des attaques aiguës ou subaiguës.

Elles coexistent avec des inflammations choniques de même nature des bourses séreuses, des gaines tendineuses des doigts et des mains.

Suivant la quantité de liquide épanché, on a une forme hydropique, ou le plus souvent une arthrite chronique fibreuse sèche.

C'est une forme douloureuse, procédant par poussées; sa nature seule la différencie des synovites rhumatismales vulgaires à l'état chronique.

3° **Arthrites plastiques ankylosantes.** — Quand elles se présentent d'emblée avec ce caractère, elles forment une classe bien spéciale. Le genou, la hanche, le coude, l'articulation tibio-tarsienne sont prises avec une égale fréquence; puis viennent l'épaule, le poignet, les articulations métacarpo-phalangiennes et temporo-maxillaires : ces ankyloses toujours complètes au point de vue fonctionnel, quelquefois fibreuses, sont le plus souvent osseuses et s'établissent en quelques semaines, avec une incroyable rapidité.

Broca signale le cas d'un enfant mort de tuberculose, après avoir fait du rhumatisme vertébral ; en quelques semaines s'était établie une arthrite déformante et ankylosante de toute la partie cervicale de la colonne vertébrale.

4° **Spondylose rhizomélique.** — Cette quatrième forme est encore ankylosante, mais elle revêt le type de la spondylose rhizomélique de Marie dans toute sa pureté. C'est en 1903 que Poncet en publia le premier cas ; cette étiologie possible avait déjà été admise par Léri pour un des cas qu'il observait, et pour un cas de Hilton Fagge. Depuis, Pic et Bombes de Villier ont publié une observation démonstrative avec autopsie; Level, Montet et Thévenot en ont cité des cas chaque jour plus nombreux.

Ainsi la spondylose rhizomélique qui peut résulter de nombreuses infections reconnaît souvent dans son étiologie la tuberculose.

Les limites de cet article ne nous permettent pas une étude détaillée du rhumatisme chronique *scarlatin*, bien vu par Richardière et par Dauban ; ni du rhumatisme *puerpéral* pour lequel il serait intéressant de discuter l'origine blennorragique, qu'on a voulu faire beaucoup trop constante. Nous ne pouvons non plus étudier le rhumatisme *syphilitique*, ni celui de la période tertiaire si typique avec ses douleurs ostéocopes et ses recrudescences nocturnes, ni celui que vient de signaler Fournier chez les adolescents de douze à quinze ans, et qui est une forme de l'hérédo-syphilis. De même, nous laissons de côté ces formes rhumatismales plus rares qu'on voit se développer à la suite des infections les plus disparates et les plus diverses. Une étude de tous ces cas nous entraînerait à des redites.

Répétons seulement que ce qui fait l'individualité des types que nous avons isolés, c'est l'infection primitive, qui commande les manifestations ultérieures abarticulaires, qui dicte le pronostic et le mode de terminaison.

A cet égard nous protestons contre la tendance qu'on a eue à déposséder la septicémie rhumatismale de sa physionomie clinique, sous prétexte que toutes les infections pouvaient se compliquer d'endocardites, ou de péricardites, d'angines ou de pleurésies. C'est l'exception dans les autres septicémies; c'est la règle dans le rhumatisme articulaire aigu. Une physionomie clinique ne peut pas s'esquisser avec un petit nombre de cas ; si on veut se reporter à l'ensemble des malades qu'on a observés dans sa pratique, faire abstraction des exceptions, des raretés, on verra que les manifestations abarticulaires du rhumatisme articulaire aigu gardent leur cachet, leur individualité, et qu'en face du syndrome rhumatisme chronique on peut prévoir des complications bien différentes, suivant qu'on aura admis par exemple sa nature rhumatismale ou tuberculeuse.

TROISIÈME GROUPE. — RHUMATISME DYSCRASIQUE OU TOXIQUE. — RHUMATISME GOUTTEUX.

ÉTIOLOGIE. — La troisième forme est aussi tranchée que les deux précédentes et s'en distingue aussi aisément. Cependant, ses contours sont moins nets et sa physionomie moins franche. Son étiologie nous donne des renseignements moins précis. Nous n'avons plus, comme dans le premier cas, l'influence du froid humide et des moisissures ; nous n'avons plus, comme dans la deuxième classe, une dépendance étroite avec une maladie infectieuse, le rhumatisme articulaire aigu, la tuberculose ou la blennorragie.

Le groupe qu'il nous reste à décrire ne dépendra plus d'un agent infectieux différenciable, mais d'une intoxication variable suivant les cas. Tantôt ce sera une auto-intoxication, une dyscrasie, la goutte ; tantôt ce sera une intoxication hétérogène par le plomb ou par l'alcool. Nous étudierons plus spécialement la forme la plus fréquente, le rhumatisme goutteux ou arthritique : il ne dépend pas d'une maladie univoque, mais d'un groupe de maladies, d'une famille morbide ; et pourtant il aura son unité et son autonomie ; mais, pour le comprendre, il faudra revenir à la conception des diathèses si bien établie par les pathologistes du commencement ou du milieu du xix° siècle, les Bazin, les Besnier, et dont Bouchard s'est appliqué à mettre en évidence la caractéristique histochimique.

SYMPTOMATOLOGIE. — Au point de vue clinique nous aurons encore des arthrites ou des périarthrites. Et, que l'arthrite se localise à l'articulation des phalangines et des phalangettes, comme dans la nodosité d'Heberden, ou qu'elle s'installe dans l'articulation des phalanges et des phalangines, comme dans la dilatation de l'estomac ; que les grandes jointures du genou, de l'épaule ou de la hanche soient atteintes, comme dans le rhumatisme chronique simple de Besnier, ou que les tissus périarticulaires aient seuls subi le processus morbide, ainsi que dans la rétraction de l'aponévrose palmaire de Menjaud, toujours nous retrouvons les mêmes caractères de douleur et d'impotence fonctionnelle que dans les arthrites ou périarthrites rhumatismales déjà décrites ; les articulations atteintes seront le siège de craquements ; elles aboutiront à des pseudo-ankyloses ; tout autour se développeront des amyotrophies comme dans le rhumatisme chronique vulgaire. Au microscope, les lésions prédomineront sur la synoviale ; le cartilage sera beaucoup moins atteint, mais en somme aucune différence bien nette ne sera notée par l'anatomie pathologique.

Et pourtant, la personnalité clinique de ce groupe de rhumatisme chronique peut être établie à la fois par l'étiologie, par la clinique, par la radiographie, et par la pathologie expérimentale.

L'*étiologie* montre de pareils cas sans relation directe avec le froid humide, sans rapport avec le rhumatisme articulaire aigu ni les infections : de tels malades ont jusque-là vécu dans les conditions de santé ou d'hygiène apparente les plus parfaites.

La *clinique* montre l'étroite parenté qui relie ce rhumatisme goutteux aux formes variées de l'arthritisme : asthme, gravelle, lithiase biliaire ou diabète. Elle nous montre son évolution avec de l'hypertension artérielle, des températures subnormales, 36°,4, 36°,7 au réveil, tombant même le soir vers 11 heures à 36°,2, pour ne se relever à 37° que dans la période digestive, au moment du bien-être relatif qui l'accompagne.

Elle nous montre ces phénomènes intercurrents si fréquents de catharre gastrique, vésical ou intestinal. Elle nous fait voir tout un cortège de troubles fonctionnels, allant depuis les vertiges et les congestions céphaliques passagères jusqu'aux accès de tachycardie et de palpitations ; depuis les signes d'irritation dorso-spinale jusqu'aux troubles psychiques de la neurasthénie. Elle nous montre enfin les cardiopathies artérielles, l'aortite, s'installant petit à petit avec ces œdèmes localisés décrits par Potain sous le nom de *pseudolipomes sous-claviculaires*, véritables troubles trophiques dont l'importance est souvent proportionnée au degré de la lésion artérielle sous-jacente.

A défaut de l'anatomie pathologique encore imparfaitement faite où le microscope n'a su voir que la prédominance des lésions du côté des synoviales, l'individualité de ce groupe est affirmée par la *radiographie*.

En examinant à l'écran les déformations de ces rhumatismes goutteux, l'un de nous a vu qu'en réalité la lésion articulaire était très différente de celle du rhumatisme chronique : pas de disparition du cartilage articulaire ; pas de déformation ni de pénétration réciproque des têtes osseuses ; mais, au contraire, la conservation du cartilage articulaire et des taches blanches révélant la présence d'ostéophytes de *constitution uratique*, conformément aux faits bien établis par Potain sur la constitution des nodosités goutteuses et la perméabilité des sels uriques aux rayons de Röntgen (fig. 10).

Enfin, l'*expérimentation* décèle des urines hypotoxiques, avec un coefficient qui tombe à 0,2 ou 0,25. Il persiste cependant de l'azoturie relative, parce que ces malades sont de gros mangeurs : 27 à 30 grammes d'urée par jour à l'hôpital.

L'analyse du sang montre souvent des cellules éosinophiles abondantes (jusqu'à 13 p. 100), comme on en trouve dans l'asthme et le psoriasis : ce sont, d'après G. Roux, des organites frappés de mort ; ils nous paraissent en tout cas constituer un signe de nutrition retardante.

Du reste l'expérience du fil met hors de doute l'existence de la dyscrasie acide en nous révélant la présence d'urate de soude ou plus souvent encore celle de nombreux cristaux d'oxalate de chaux dans la sérosité du vésicatoire.

En face de tant de caractères concordants, il semble qu'il s'agisse d'une manifestation goutteuse, tout comme il semblait d'abord qu'il s'agissait d'une manifestation rhumatismale.

Mais ce n'est pas de la goutte vraie ; car le tophus manque ; c'est l'arthrite qui domine. D'où proviennent ces différences ?

Viennent-elles de la dissemblance d'origine de la goutte articulaire et du rhumatisme goutteux ?

La goutte articulaire est, on le sait, le fait habituel de l'innéité ; c'est

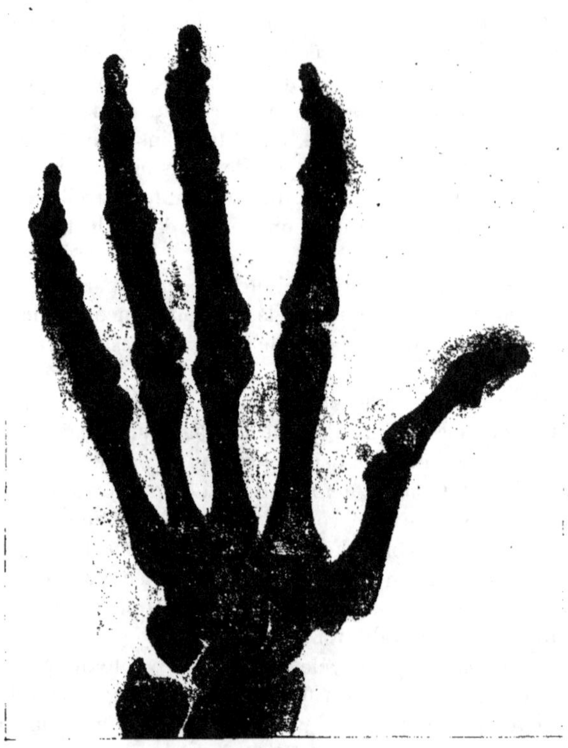

Fig. 10. — Dans cette figure (radiographie du Dr Chanoz) représentant la main d'un de nos malades atteint de rhumatisme goutteux, on constate en effet, malgré l'existence de grosses déformations apparentes et de doigts *fortement noués*, que le cartilage articulaire est encore respecté. Sa présence se révéla ici par une *zone linéaire*, blanche, nettement visible à l'interligne. Quant aux nodosités, elles sont constituées par des saillies donnant à l'écran une tache blanche, qui atteste leur constitution urique dominante. (Voy. J. Teissier, Sur le rhumatisme goutteux. *Congrès de l'Assoc. fr. de Saint-Étienne*, 1897).

une maladie héréditaire. Le rhumatisme goutteux, au contraire, semble relever plutôt d'une uricémie acquise.

Tantôt en effet cette uricémie est créée par une entrave à la fonction cutanée, sous l'influence du froid humide (on sait que chez les oiseaux, où l'abondance des plumes supprime les fonctions de la peau, en faisant absorber de l'urée on fait excréter de l'acide urique).

Tantôt elle résulte de troubles digestifs prolongés, d'une ancienne dilatation de l'estomac par exemple : et alors il est bien permis de supposer que l'acide lactique, résultat des fermentations gastriques, va se combiner avec l'urée sécrétée en excès par le foie hyperémié, pour réaliser, dans l'organisme, la synthèse classique de l'acide urique : d'où l'uricémie consécutive.

Tantôt enfin elle est secondaire à l'insuffisance rénale plus ou moins latente ; on sait la formule de Lécorché : quand la gravelle cesse, la goutte articulaire commence.

Mais cette différence dans l'origine de l'uricémie — héréditaire dans un cas, acquise dans l'autre, par un des mécanismes que nous venons d'exposer — ne nous paraît pas suffisante pour expliquer les différences du rhumatisme goutteux et de la goutte articulaire, des arthropathies rhumatismales et de l'arthrite goutteuse accompagnée de dépôts tophacés.

Or il faut remarquer que l'expérience de Garrod n'est en général pas franchement positive : ce ne sont pas des cristaux d'acide urique, ce sont des cristaux d'acide oxalique qu'on a retrouvés appendus au fil, et pourtant c'est l'uricémie qui dans l'un et l'autre cas constitue la caractéristique hématologique dominante.

En raison de pareilles constatations, et en rapprochant ce fait des notions classiques que nous possédons sur les mutations possibles de l'acide urique, mutations acceptées par Armand Gautier conformément à la formule suivante :

$$C^5H^4Az^4O^3H^2O \quad = \quad CH^4Az^2O \quad + \quad C^4H^2Az^2O^4$$
Acide urique.   Urée.   Alloxane.

$$C^4H^2Az^2O^4 + 2H^2O + 2O \quad = \quad CH^4Az^2O \quad + \quad C^2H^2O^4CO^2$$
Alloxane.   Urée.   Acide oxalique.

on est naturellement conduit à supposer que, dans le rhumatisme goutteux, l'acide urique est à l'état de combinaison instable et que, au lieu de circuler, comme dans la goutte, à l'état d'urate de soude, prêt à former du biurate insoluble sous l'influence de l'hypoalcalinité des humeurs, et par conséquent à se déposer sous forme de concrétions tophacées, il est en état de continuelle mutation et se transforme sans cesse, sous des influences variables et encore mal connues, en urée et en acide oxalique.

Or, si on admet que les choses se passent ainsi et qu'il se produise vraiment cette mutation chimique spéciale de l'acide urique qui est sans doute encore hypothétique, mais qui est vraisemblable, on comprendra pourquoi les dépôts tophacés vont ici faire défaut : l'acide urique a perdu la stabilité de combinaison favorable à sa précipitation.

Ainsi sera créé cet état morbide spécial qui tiendra du rhumatisme par les arthrites qui l'accompagnent, et de la goutte par les lésions viscérales, vasculaires et les troubles neurotoxiques auxquels il aboutit. Et c'est pour rappeler cette double connexion que nous l'appelons *rhumatisme goutteux*.

Aux points de vue articulaire et périarticulaire les formes cliniques sont très variées : en réalité, il est rare qu'une d'entre elles se montre isolément à l'état de pureté.

Tel malade qui aura du rhumatisme chronique simple pourra présenter en même temps des nodosités d'Heberden ou de la rétraction de l'aponévrose palmaire. Les diverses formes que nous isolons sont le plus souvent mélangées chez le même malade et c'est surtout pour la clarté et la commodité de la description que nous étudierons une à une les formes suivantes : 1° rhumatisme chronique simple ; 2° rhumatisme chronique ostéalgique ; 3° rétraction de l'aponévrose palmaire ; 4° nodosités d'Heberden ; 5° arthrites de la dilatation de l'estomac, de la néphrite interstitielle, du rhumatisme biliaire.

La description qui va suivre sera donc schématique :

1° **Rhumatisme chronique simple.** — C'est le rhumatisme chronique simple de Besnier, qu'on a appelé aussi, à cause de ses lésions superficielles et anatomiquement bénignes, *rhumatisme synovial* ou *arthro-synovite sèche*. C'est une forme qu'on rencontre quelquefois chez les adolescents, qui s'établit plus fréquemment de trente à quarante ans, dont le début est rare dans la vieillesse.

L'hérédité directe et indirecte se retrouve chez les ascendants, et dans les antécédents personnels du malade on note quelqu'une des manifestations de l'arthritisme.

Les causes adjuvantes qui provoquent l'apparition de la maladie ou ramènent ses paroxysmes sont les fatigues excessives, physiques ou morales, le surmenage, les conditions climatériques (le brouillard, certains vents, le vent du Midi dans nos pays), enfin les conditions défectueuses de l'hygiène générale, la vie trop sédentaire, les veilles trop prolongées, les excès de toute nature, les écarts dans le régime alimentaire.

Le début est insidieux ; la maladie, chronique d'emblée, s'établit petit à petit sans phénomènes aigus, sans douleur, si bien que les arthrites peuvent exister à l'insu du malade et n'être reconnues que par le médecin qui perçoit à l'exploration de l'articulation des craquements ou des froissements.

La forme polyarticulaire est la règle ; les grandes articulations sont prises de préférence, surtout le genou et l'épaule ; pas de symétrie habituelle ni de bilatéralité dans les lésions ; les articulations vertébrales du rachis sont souvent atteintes, les doigts et les orteils peuvent à leur tour être envahis.

La maladie constituée comporte des lésions anatomo-pathologiques analogues à celles précédemment décrites, intéressant les os et les tissus périarticulaires, épargnant presque les cartilages, mais prédominant au niveau des synoviales. Peu d'hydarthrose pourtant, pas d'exagération dans la production de la synovie ; c'est une arthrite sèche ; les tissus périarticulaires arrivent à être assez profondément touchés ; il y a des altérations du tissu fibreux et des tendons aboutissant quelquefois à des pseudo-ankyloses ; il y a des atrophies musculaires qui aident aux déformations.

On n'arrive jamais à l'aspect du rhumatisme chronique partiel ni à la griffe du rhumatisme chronique progressif. Mais, malgré tout, les fonctions du membre atteint sont compromises, il y a une impotence fonctionnelle relative, un peu de raideur et de l'immobilisation de l'article.

L'affection ne reste pas toujours indolente ; elle comporte des poussées subaiguës qui peuvent durer des semaines ou des mois, et des exacerbations plus courtes, presque journalières, sous la dépendance d'une des causes adjuvantes.

C'est à cette occasion qu'on procède à l'examen de l'article, qu'on note sa déformation légère, qu'on perçoit surtout les craquements et les froissements : souvent ils s'entendent à distance, les malades ne peuvent pas monter un escalier, faire un mouvement brusque, se retourner dans leur lit, sans entendre eux-mêmes leurs articulations craquer. D'autres fois ils sont plus légers, il faut les chercher, les percevoir avec la main appliquée sur l'articulation qu'on mobilise. On ne les provoque pas toujours à volonté. Ils ne se reproduisent pas plusieurs fois de suite ; pour les réaliser il faut que la position du membre ait été fixée depuis quelques instants.

Par lui-même, ce rhumatisme chronique simple n'est pas grave. Ce n'est pas même une infirmité, c'est une incommodité ; mais il peut se compliquer de toutes les autres manifestations de l'arthritisme avec leurs conséquences diverses, et, en particulier, il peut conduire à la sclérose, à l'insuffisance rénale.

Parmi les variétés accessoires, nous citerons ce qu'on a appelé le *rhumatisme vague* : dans l'âge mûr, de quarante à cinquante ans, au moment de la ménopause chez la femme, quelquefois même chez le vieillard, on voit survenir une forme plus bénigne encore au point de vue anatomique et pourtant très pénible, très rebelle, durant longtemps ; c'est ce que Léveillé a décrit sous le nom de *rhumatisme vague ou ambulatoire*. Là encore on perçoit des craquements et des froissements à l'exploration des articulations, mais pas de déformations. Les phénomènes douloureux très intermittents ont paru liés à des arthralgies plutôt qu'à des arthrites ; on aurait tort de le croire : l'arthrite existe avec ses mêmes caractères constants, mais elle est rudimentaire. Ce qui caractérise cette forme, c'est, d'une part, la mobilité des phénomènes douloureux : ils paraissent, cessent et reviennent avec une extrême rapidité ; ce sont, d'autre part, les suppléances multiples avec les névralgies et les myalgies. La chronicité résulte de la persistance de l'ensemble de ces douleurs, et c'est ce qui explique l'état de névropathie général, de neurasthénie qui souvent accompagne cette forme de rhumatisme.

Notons encore que Lécorché, Brown, Albers, Leyden, Goldscheider ont signalé une localisation vertébrale, prédominante, suivant les cas, aux régions lombaires ou cervicales ; s'accompagnant de douleurs vives, revenant par accès, d'abord à type névralgique intermittent; puis surviennent des craquements facilement perceptibles à l'occasion des mouvements de la tête et du tronc. Il s'établit ensuite, aux lombes ou au vertex, une douleur constante en un point fixe : les névralgies deviennent rebelles à tout traitement, d'une ténacité désespérante ; et, comme pour signer leur provenance, on voit quelquefois survenir des amyotrophies localisées, des paraplégies, des troubles cérébraux et même sensoriels : c'est une pachyméningite goutteuse probable, s'accompagnant d'arthrites vertébrales légères, n'aboutissant jamais à l'ankylose.

2° **Rhumatisme chronique ostéalgique**. — Le rhumatisme chronique ostéalgique a été bien étudié par Durand-Fardel et Besnier. Il a une physionomie très spéciale. C'est encore une manifestation de l'arthritisme; il n'éclate que chez des prédisposés héréditaires ayant eu déjà d'autres signes de la diathèse. Il est précédé pendant plusieurs mois, quelquefois plusieurs années, d'une sensation spéciale d'impressionnabilité au froid obligeant les malades à des précautions qui paraissent ridicules, les rendant sensibles au plus léger courant d'air, au moindre changement de temps. De tels malades ont eu déjà des névralgies ; souvent ils ont, par intervalles, en des points divers et surtout à l'épicrâne, des dermalgies que tout frôlement exaspère. Le moindre écart alimentaire provoque des éruptions prurigineuses multiformes; un excès de fatigue, un excès vénérien détermine des phénomènes méningés d'irritation spinale avec des douleurs dorsolombaires irradiées vers les membres et de véritables accès de priapisme nocturne et matutinal.

Chez de tels malades, à l'occasion d'un refroidissement ou d'un excès, on voit brusquement éclater le rhumatisme ostéalgique. Il débute pendant la nuit, revient par accès, ne cesse que le matin. Ce sont des douleurs occupant surtout les os longs, le fémur, l'humérus, siégeant dans leur continuité, dans la moelle des os, disent les malades. Ce ne sont pas les douleurs térébrantes ou fulgurantes de l'ataxie, mais c'est un malaise indéfinissable qui rend toutes les positions pénibles, met le patient dans un état d'agitation et de jactitation extrêmes : le séjour au lit est insupportable, il se lève, se recouche, jusqu'à ce que le matin, brisé de fatigue, il cède au sommeil. Pendant le jour, un peu de lourdeur, une sensation de contusion persiste, mais il n'y a plus de phénomènes aigus.

Parfois la douleur est violente, au point de simuler l'ostéomyélite et d'inciter le chirurgien à tenter la trépanation.

Les douleurs ne sont pas articulaires, les mouvements des articulations restent libres, même pendant les paroxysmes ; il n'y a jamais de gonflement notable ; les douleurs sont dues en partie à de petites nodosités miliaires (fig. 11 et 12), qui se développent sous le périoste, pouvant même donner une petite saillie appréciable : elles sont dues très probablement à de légers

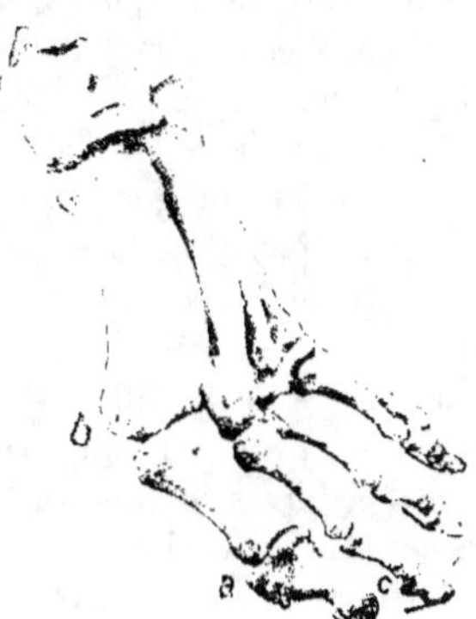
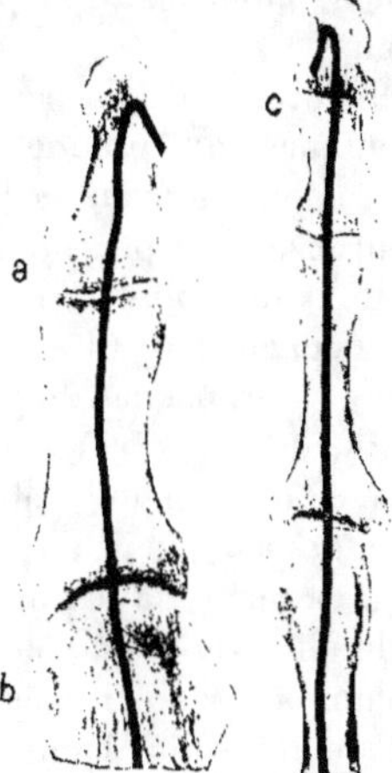

Fig. 11 et 12. — L'existence de ces nodosités miliaires est bien mise en lumière dans les deux pièces ci-contre recueillies chez un de nos malades du Perron, atteint de rhumatisme goutteux, plus particulièrement douloureux au niveau des pieds. On voit en *a*, *b*, *c* de l'*épreuve photographique* des ostéophytes miliaires que recouvrait le périoste, et qui ont été révélées seulement par la préparation minutieuse de la pièce. La nature unique de ces concrétions était démontrée par la radiographie, ainsi que la planche ci-jointe le prouve : les saillies produites par ces concrétions restant imperméables aux rayons X, comme on le voit en *a*, *b*, *c* de la figure 12. — La situation sous-périostique de ces concrétions explique bien aussi le caractère particulièrement douloureux des manifestations constatées pendant la vie. (Lab. phot. de la Faculté de médecine, M. Louis.)

dépôts uratiques, dont les pièces ci-jointes donnent nettement l'idée.

Mais le traitement reste peu efficace : le soulagement est difficile à réaliser, et les iodures en particulier demeurent le plus souvent sans action.

Les douleurs ne restent pas toujours limitées aux os longs, elles peuvent gagner les extrémités, les mains plutôt que les pieds, à l'inverse de la goutte. Elles peuvent avoir quelquefois des sièges plus spéciaux, envahissant l'épicrâne ou les articulations de la mâchoire.

L'affection sous toutes ses formes est également pénible ; elle dure longtemps, simule les douleurs ostéocopes de la syphilis, met les malades dans un état grave de névropathie ou de neurasthénie qui, avec les insomnies persistantes, arrive à créer une véritable cachexie.

3° Rétraction de l'aponévrose palmaire. — Dans une troisième classe, nous allons trouver un appareil symptomatique bien dissemblable : c'est le rhumatisme fibreux que va simuler cette affection ; mais un rhumatisme fibreux spécial, limité à la main : c'est la rétraction de l'aponévrose palmaire, que la chirurgie a longtemps englobée, et que la médecine réclame depuis que Menjaud a bien nettement montré ses rapports avec l'arthritisme et le rhumatisme goutteux.

Le début se fait à la paume de la main par de petites indurations sous-cutanées qui prennent naissance au-devant de la face palmaire de la première phalange ; d'abord indolentes, elles deviennent bientôt douloureuses à la pression, se multiplient, augmentent à la fois de nombre et de volume. La peau et le tissu cellulaire leur adhèrent intimement ; il en résulte bien vite, non seulement une gêne fonctionnelle considérable des doigts, mais un aspect spécial de la paume de la main, dont les rides et les plis se creusent et s'accentuent, jusqu'à ce que ces indurations en chapelet arrivent à se réunir, à se souder, pour donner de vraies cordes, de vraies brides fibreuses.

À ce moment, la paume de la main est excavée ; elle montre une série de sillons et de mamelons. À la racine des doigts, les plis normaux, très accusés, prennent l'aspect de croissants à convexité supérieure.

Les doigts sont fléchis, les trois derniers surtout pour qui la maladie a une prédilection ; la phalange est en flexion sur le métacarpe et la phalangine sur la phalange. Les déformations s'arrêtent à la phalangette et en sens inverse ne dépassent pas le sillon médian de la peau.

Les rétractions et les flexions forcées arrivent à être si nettes que les doigts s'appliquent et s'incrustent dans la paume de la main. On conçoit l'impotence fonctionnelle absolue qui en résulte. Elle ne constitue pas le seul inconvénient. La maladie n'est indolente qu'au début ; les callosités, qui sont devenues d'abord douloureuses à la pression, le deviennent spontanément ; il y a à leur niveau des chatouillements, des élancements, des engourdissements qui paraissent sous des influences diverses, sont ramenés par l'humidité, les changements de temps, quelquefois provoqués par les mouvements, par la position du membre ou la chaleur du lit.

C'est une infirmité pénible qui est ainsi constituée, dont les malades vont demander la délivrance à la chirurgie.

4° **Nodosités d'Heberden**. — Heberden a décrit une forme spéciale de rhumatisme chronique, caractérisée par de petites nodosités dures, du volume d'un petit pois, qu'on rencontre fréquemment aux doigts, surtout un peu au-dessus de leur extrémité, près de la jointure.

Ces nodules se développent chez des arthritiques héréditaires qui ont dans leurs antécédents personnels de l'asthme, de la migraine, des névralgies, surtout de la sciatique et du rhumatisme musculaire. Souvent ils coïncident avec la goutte ou la précèdent. Les nodules en eux-mêmes n'ont pas de rapport avec la goutte, ce ne sont pas des tophus ; quelquefois ils compliquent soit le rhumatisme chronique progressif, soit le rhumatisme chronique partiel ; et on peut voir évoluer, avec les nodules d'Heberden, une arthrite de la hanche ou la griffe du rhumatisme chronique progressif.

C'est une affection qui frappe de préférence les vieillards. Elle est plus fréquente chez les femmes. C'est à la Salpêtrière que Charcot l'a bien étudiée. Elle peut atteindre aussi les jeunes sujets et se montrer même chez les adultes. C'est une affection généralement indolente, n'entraînant qu'un léger degré de gêne fonctionnelle, qui passe quelquefois inaperçue, mais qui acquiert de l'importance par suite de ses affinités morbides et de sa terminaison possible par le cancer.

La lésion est constituée par des nodules pisiformes, qu'on trouve à l'articulation de la phalangette avec la phalangine : l'article semble élargi ; il est déformé, ne laisse percevoir ni craquements, ni froissements ; il y a une légère déviation de l'extrémité digitale, jamais on n'arrive à l'ankylose : à peine a-t-on un peu de raideur persistante.

Dans cette arthrite en miniature, on a cru retrouver toutes les lésions anatomiques des arthrites du morbus coxæ senilis ou du rhumatisme chronique progressif. Les tumeurs pisiformes paraissaient formées aux dépens des nodules osseux qui, normalement, existent au voisinage des articulations et qui s'accroissent aux dépens des cartilages diarthrodiaux par dépôts de couches osseuses successives. En réalité la radiographie a montré que les cartilages restaient indemnes.

Est-ce que ce sont là toutes les formes du rhumatisme goutteux ? Non ; même en se mélangeant et en s'associant entre elles, elles ne peuvent suffire à donner toute la physionomie de la maladie. Nous n'avons étudié que les manifestations propres au rhumatisme goutteux, n'appartenant qu'à lui seul ; mais la dyscrasie goutteuse peut aussi donner au niveau des grandes articulations, ou au niveau des petits articles des doigts et des orteils, des arthrites qui, au point de vue symptomatique, ne diffèrent en rien de celles du rhumatisme chronique *a frigore* ou infectieux. Léri croit même que la goutte est capable de donner la spondylose rhizomélique.

Mais, quel que soit l'aspect clinique plus ou moins pur, ou plus ou moins hybride, que présentera le rhumatisme goutteux, toujours on trouvera, en dehors des renseignements étiologiques, une quelconque des formes spécialisées que nous venons d'étudier, qui sera la signature de la dyscrasie goutteuse et imposera le diagnostic.

5° **Arthrites dues à des auto-intoxications**. — Les rhumatismes dyscrasiques ou toxiques comportent encore des manifestations articulaires ou périarticulaires dues à des auto-intoxications et se rencontrant au cours de la dilatation de l'estomac, de la néphrite interstitielle, ou des maladies du foie.

Nous étudierons brièvement chacune de ces trois variétés.

1° **Arthrite phalango-phalangienne de la dilatation de l'estomac. Camptodactylie de Bouchard.** — Nous rapprochons de la nodosité d'Heberden, au point de vue de l'aspect extérieur et de la déformation des doigts, une arthrite de la phalange avec la phalangine. Il s'agit là d'une affection indolente, qu'un examen attentif seul révèle. La difformité est produite par deux nodules latéraux développés sur les côtés de l'article, qui s'accroissent progressivement et s'ossifient. Pas d'ankylose, à peine de la gène dans les mouvements, pas de craquements ni de phénomènes inflammatoires.

C'est la dilatation de l'estomac qui tient cette arthrite sous sa dépendance : elle y a été signalée par Bouchard et s'observe chez 25 p. 100 des dilatés, se modèle sur les progrès ou le retrait de l'ectasie stomacale, s'améliorant avec elle, à mesure que les fermentations diminuent, que la dyscrasie acide est moins nette.

Sans doute, Bouchard discute qu'on doive ranger la dilatation de l'estomac parmi les maladies arthritiques. Pour lui, c'est une maladie primitivement essentielle, qui crée une auto-intoxication par production de fermentations acides. Et il compare les lésions de rhumatisme chronique ainsi obtenues à celles du rachitisme et de l'ostéomalacie qu'on produit par l'accumulation dans le sang de l'acide lactique ou de l'acide acétique.

En tout cas, que la dilatation de l'estomac soit de nature arthritique, ou que ce soit une maladie primitive, créant une auto-intoxication acide, le résultat est toujours le même. C'est l'apparition d'une dyscrasie acide, et comme épiphénomène l'éclosion d'un rhumatisme chronique d'allures spéciales.

Celui-ci peut se modifier quelquefois dans ses allures; au lieu de rester limité aux quatre doigts des deux mains, il se généralise au pouce, envahit même parfois le poignet, qui se tuméfie et devient douloureux. On a noté enfin, chez quelques dilatés, des arthrites de l'extrémité interne de la clavicule.

Le rhumatisme chronique ne se trouve pas seulement dans la dilatation de l'estomac. Il est fréquent dans une série de dyspepsies qui sont de nature arthritique : dans les entérites à répétition avec flatulence, dans certaines dyspepsies, dans l'hyperchlorhydrie, dans les gastralgies, dans les entéralgies, dans toute cette classe d'affections rhumatoïdes du tube digestif qu'a étudiées Coutaret. Là encore, il y a dyscrasie acide, et le rhumatisme chronique apparaît sous une forme quelconque, revêtant le masque du rhumatisme progressif ou du rhumatisme partiel, et ne pouvant se différencier que par son étiologie et par sa marche, susceptible de se modifier, comme l'affection de l'estomac qui le tient sous sa dépendance.

2° **Rhumatisme chronique de la néphrite interstitielle.** — Une des conséquences les plus fréquentes de l'arthritisme, de la dyscrasie acide résultant du ralentissement général de la nutrition, c'est l'apparition des troubles trophiques vasculaires, la production de l'artériosclérose.

Celle-ci ne se limite pas aux gros vaisseaux; elle les atteint pourtant souvent. L'aortite est fréquente chez les arthritiques et souvent s'y révèle par de l'œdème présternal, par ces pseudo-lipomes sous-claviculaires qui, quelquefois, masquent des lésions organiques des gros troncs artériels et des anévrysmes. Mais le processus de l'artérite et de la périartérite se généralise le plus souvent aux vaisseaux des viscères, atteint le rein, y crée la néphrite vasculaire interstitielle, la sclérose rénale, qui si souvent termine la scène. Or le rhumatisme chronique apparaît fréquemment dans cette forme.

On le rencontre souvent chez les artérioscléreux qui ont de l'hypertension artérielle ; il est même précoce et peut se montrer avant qu'apparaisse l'albuminurie. Lancereaux dit qu'il revêt l'apparence du rhumatisme chronique progressif, avec une affinité spéciale pour les membres inférieurs ; les déformations des pieds seraient plus prononcées que celles des mains. A cela près, il comporte le même aspect, les mêmes douleurs et les mêmes altérations apparentes que le rhumatisme chronique tropho-névrotique : son étiologie seule et l'examen radioscopique permettent de le différencier.

3° **Rhumatisme chronique biliaire de Gilbert, Fournier et Lereboullet.** — Le rhumatisme chronique biliaire a été étudié pour la première fois en 1895 par Gilbert et Fournier, puis plus récemment en 1900 par ces mêmes auteurs : son étude a été complétée en 1902 par Lereboullet.

On peut avoir du rhumatisme chronique donnant les déformations du rhumatisme goutteux, frappant les grandes articulations, poignet, genou, tibio-tarsienne, y créant des lésions prédominantes sur la synoviale et les parties molles : la radiographie, en particulier, montre la rareté et le peu d'importance des altérations osseuses. Il s'agit quelquefois d'arthrites sèches plastiques, avec craquements, quelquefois d'hydarthrose, et on aurait retrouvé des pigments biliaires dans le liquide articulaire.

Un des caractères intéressants de cette forme, c'est qu'elle semble comporter une tension basse, à l'inverse du rhumatisme goutteux : sans doute du fait de l'action propre de la bile sur la circulation.

En outre, quand les lésions du foie sont avancées, il y a diminution du taux de l'urée, contrairement à ce qu'on observe dans le rhumatisme goutteux vrai, où l'azoturie est la règle.

Le rhumatisme biliaire peut affecter une deuxième forme localisée qui donne les doigts hippocratiques, s'observant dès le début de la cirrhose biliaire, s'accentuant avec son évolution.

Ce qui constitue cette déformation, c'est un élargissement de la phalangette, comme dans la nodosité d'Heberden ; mais Gilbert, Chatin et Cade ont vu par la radiographie que la lésion portait surtout sur les parties molles, et se rapprochait ainsi de l'ostéo-arthropathie pneumique de Marie.

Une autre forme plus rare est celle où c'est l'articulation de la phalange et de la phalangine qui est atteinte ; on a alors une déformation analogue à celle de la camptodactylie de Bouchard.

Toutes ces arthrites diverses peuvent coexister ; elles sont en relation directe tantôt avec les infections biliaires, tantôt avec la cholémie. Gilbert résume leur pathogénie en les mettant sur le compte d'une toxi-infection hépatique.

Enfin, pour être complet, il faudrait faire l'histoire des rhumatismes chroniques engendrés par des hétéro-intoxications. Le rhumatisme saturnin et le rhumatisme alcoolique ne sont pas rares ; mais il suffira d'en indiquer l'existence : il n'y a rien dans leur physionomie clinique qui soit assez distinct pour mériter une description séparée.

STATISTIQUE ET FRÉQUENCE PROPORTIONNELLE DES DIVERSES FORMES DE RHUMATISME CHRONIQUE. — Nous l'avons établie en nous basant sur 168 observations personnelles :

1° Au point de vue étiologique :

Le rhumatisme chronique déformant vrai, indépendant en apparence de toute infection ou intoxication, devient la grande exception : le quart ou le cinquième des cas ; et encore faut-il en distraire les rhumatismes imputables aux infections ou intoxications, telles que la syphilis, le cancer, le paludisme, dont l'influence très vraisemblable n'a pas encore été suffisamment étudiée.

Les *pseudo-rhumatismes* sont la très grande majorité : ils fournissent les trois quarts des cas.

La tuberculose répond environ à 50 p. 100 des cas observés. Les deux autres infections, le rhumatisme articulaire aigu et la blennorragie, interviennent dans une proportion à peu près égale, pour fournir 25 p. 100 des cas.

Les autres infections, puerpérales, génitales, amygdaliennes n'ont qu'une importance étiologique très restreinte.

Le rhumatisme goutteux, dans notre statistique hospitalière, est rare, 5 à 10 p. 100 des cas.

Mais en ville, au contraire, sa fréquence est extrême ; et si on veut comprendre sous cette rubrique les rhumatismes dus à des auto-intoxications (dilatation de l'estomac, néphrite interstitielle, maladie du foie) son domaine devient énorme dans les classes sociales élevées et atteint 50 p. 100.

On voit donc que le démembrement du rhumatisme chronique s'accentue chaque jour. Son domaine se réduira encore davantage.

quand on aura fait la part du cancer, dont l'influence provocatrice répondrait à 12 p. 100 des cas dans une de nos statistiques, de l'alcoolisme et du saturnisme.

2° Au point de vue symptomatique :

Si on cherche à déterminer la fréquence des diverses formes, on trouve que la forme polyarticulaire déformante est la plus usuelle, 40 p. 100, et que le plus souvent elle évolue avec une marche sub-aiguë plutôt que franchement chronique.

Les formes partielles sont fréquentes, 15 p. 100.

Les diverses déterminations vertébrales sont très souvent notées : 20 p. 100.

La variété ankylosante se retrouve fréquemment : 15 p. 100; et une fois sur deux l'ankylose siège à la hanche.

Le rhumatisme fibreux, avec rétraction de l'aponévrose palmaire, se retrouve dans 10 p. 100 de nos observations.

3° Si nous cherchons quelle influence revient à l'étiologie sur les déterminations symptomatiques, nous trouvons que dans les cas observés par nous :

La tuberculose a donné de préférence la forme polyarticulaire généralisée, la forme synoviale, vertébrale et ankylosante.

La blennorragie a surtout fourni des formes partielles ankylosantes.

La goutte a déterminé les synovites, les nodosités d'Heberden et le rhumatisme ostéo-périostique.

4° Si nous recherchons la fréquence et la nature des complications, nous notons :

L'albuminurie une fois sur quatre ;

Les déterminations cardiaques dans 15 p. 100 des cas, dont la moitié répond à des pseudo-rhumatismes d'infection ; la péricardite n'a été notée qu'une seule fois.

La tuberculose enfin reste de beaucoup la plus fréquente des complications.

DIAGNOSTIC. — Le diagnostic comporte la solution de deux questions principales :

1° Reconnaître que les arthrites et les déformations produites son le fait du rhumatisme chronique ;

2° Déterminer en face de quelle espèce de rhumatisme chronique on se trouve.

Nous les étudierons successivement.

Diagnostic différentiel. — Et d'abord, pour établir le diagnostic préalable de rhumatisme chronique, il faut revenir à la division clinique qui a servi à l'établissement de nos différents types : polyarthrite déformante, rhumatisme partiel, spondylose rhizomélique.

1° **Polyarthrite déformante.** — Dans la polyarthrite déformante, le fait dominant, c'est la déformation des mains et des pieds, avec les griffes qui en résultent : elles peuvent, au début, ou dans les

formes qui ne se généralisent pas, constituer tout le tableau clinique (fig. 13 et 14).

La main du rhumatisant chronique ne sera pas confondue avec

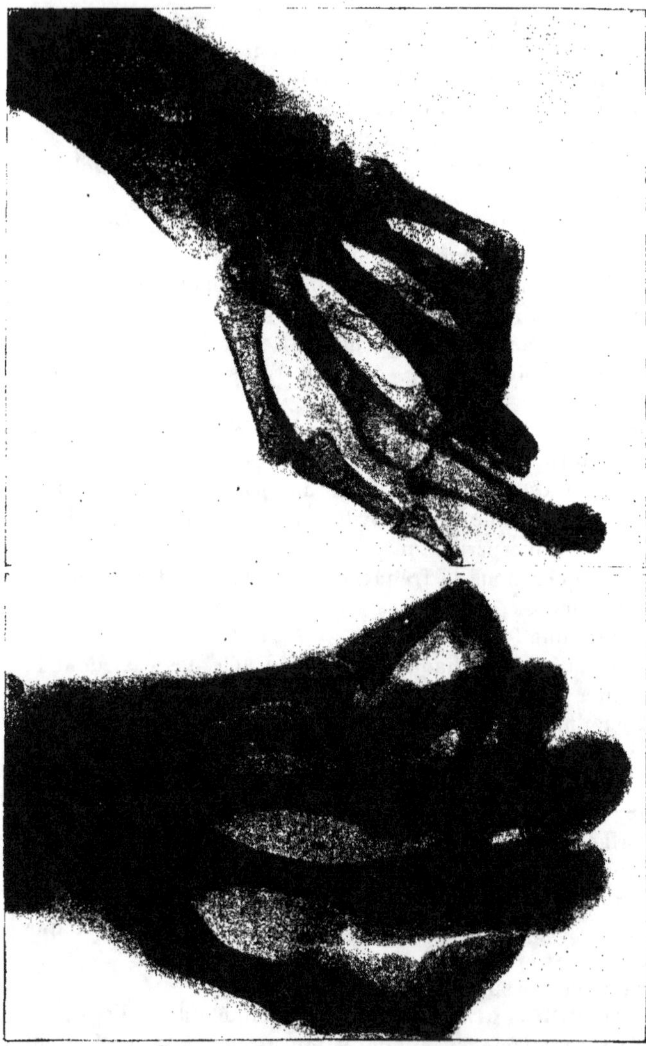

Fig. 13 et 14. — Ces caractères différentiels apparaissent très nettement sur ces deux radiographies figure 13 (griffe de l'atrophie musculaire Aran-Duchenne) et figure 14 (griffe du rhumatisme déformant). Mais on constate en plus ici, d'une façon particulièrement apparente, cette destruction du cartilage avec pénétration des têtes osseuses caractéristique du rhumatisme chronique (ces caractères sont très marqués, et surtout au niveau du carpe; tandis que dans la figure 13 ces cartilages sont encore très visibles (rad. du Dr Destot).

celle de la *pachyméningite cervicale hypertrophique*, où on a une griffe avec flexion des doigts dans la main, mais où celle-ci est ren-versée dans l'extension forcée par les muscles épicondyliens privés de leurs antagonistes — main de prédicateur — ou quelquefois déjetée en dehors sur le bord cubital — main en coup de vent.

Dans l'*atrophie musculaire progressive* (fig. 13) *myélopathique*, dans les formes mêmes où Remak a signalé des arthropathies des doigts, il y a l'atrophie des éminences thénar et hypothénar, l'aplatissement général de la main avec le pouce attiré en arrière et en dehors : les phalanges métacarpiennes sont généralement en extension, les deux autres en flexion ; les mouvements d'adduction et d'abduction des doigts sont perdus.

L'*acromégalique* a une grosse main courtaude, en battoir, capitonnée, avec des doigts en saucissons, renflés au niveau de l'union des premières et deuxièmes phalanges.

Dans la forme de *chiromégalie syringomyélique*, signalée par Charcot et Brissaud, les nodosités phalango-phalanginiennes peuvent ressembler au rhumatisme chronique, mais le gonflement en masse des doigts reste caractéristique et ne permet pas la confusion, même avec les formes éléphantiasiques du rhumatisme.

La *sclérodactylie* se rapproche jusqu'à un certain point de la forme atrophique, mais on a les troubles vaso-moteurs : la main froide violacée rappelant l'asphyxie locale des extrémités et les troubles trophiques graves aboutissant à des destructions et à des pertes de substance.

De même pour la *lèpre anesthésique*, où les éruptions du début, l'apparition des durillons et des ulcérations dans la maladie constituée ne prêtent pas longtemps à la confusion.

Les amyotrophies et les déformations de la *maladie de Morvan* s'accompagnent de panaris analgésiques multiples, qu'on ne retrouve pas dans le rhumatisme chronique.

Dans l'*ostéo-arthropathie pneumique de Marie*, on a encore une grosse main déformée avec les doigts en baguettes de tambour, le pouce en battant de cloche : tous ces doigts, vus de profil, avec leurs ongles incurvés en verre de montre, donnent l'aspect du bec de perroquet.

Dans la *tétanie*, on a la main d'accoucheur, à forme conique, avec le rapprochement des deux bords, les doigts accolés, et le pouce en forte adduction.

Dans l'*athétose*, à la longue, les convulsions amènent le relâchement des divers articles des phalanges, et créent ainsi des luxations et des subluxations ; mais elles ne sont que le résultat d'une longue période de mouvements athétosiques.

Dans les diverses *hémiplégies spasmodiques* on a des griffes différentes, constituées par la flexion de la main, déviée sur le bord cubital, avec les doigts repliés dans la paume ou au contraire allongés dans la direction du dos de la main devenue convexe ; il y a des arthrites multiples, mais la lésion est unilatérale et facile à distinguer.

Dans la *maladie de Parkinson* le pouce et l'index sont allongés et rapprochés comme pour écrire : le pouce aplati, les doigts un peu inclinés vers le pouce, déviés en masse vers le bord cubital ; ils présentent dans leurs articulations une série de flexions et d'extensions alternatives, mais ni tuméfaction, ni bourrelets osseux, ni craquements.

Dans les diverses *névrites spontanées ou traumatiques* portant sur le radial, le médian ou le cubital, les griffes résultantes sont faciles à distinguer.

Dans la *paralysie radiale*, la main est à angle droit sur l'avant-bras en pronation, les doigts sont fléchis à l'intérieur de la main ; le pouce est en flexion et en adduction ; la main ni les doigts ne peuvent se redresser.

Dans la *paralysie du médian*, on a la main de singe avec la deuxième et la troisième phalange en extension sur la première qui est fléchie.

Dans la *paralysie du cubital*, c'est la première phalange qui est en extension forcée et la deuxième qui est fléchie.

Tous ces diagnostics sont faciles à établir avec un examen sérieux, ne se limitant pas à la griffe de la main, s'aidant des commémoratifs. du mode de début et de l'évolution.

Pour les nodosités d'Heberden ou pour celles qui accompagnent la dilatation de l'estomac ou le rhumatisme biliaire, on ne les confondra pas avec cette déformation des doigts en baguettes de tambour, ce gonflement osseux de la partie moyenne de la phalangette qu'on trouve dans la *maladie bleue* : en dehors de la teinte cyanique des œdèmes, trop de signes rendent ce diagnostic facile.

Il suffit de signaler la *déformation hippocratique* des doigts chez les *tuberculeux*.

La *goutte* enfin, avec ses tumeurs, ses nodosités, ses concrétions tophacées, reste le plus souvent facile à reconnaître, car ses néo-productions ne sont pas exclusivement limitées aux extrémités articulaires et surtout elles n'ont pas l'immobilité des hyperostoses rhumatismales ; leur forme enfin, leur consistance, leur siège (fig. 15 et 16), l'état de la peau à leur niveau permettent de les diagnostiquer sans peine.

Pour le *pied*, il est aisé d'éliminer à la fois les divers pieds bots paralytiques, et les pieds plats valgus : nous n'y insistons pas.

On ne saurait confondre le pied du rhumatisme chronique avec ces pattes énormes, ces gros pieds plats camards de l'*acroméga-lique*, non plus avec ces pieds d'éléphant de l'ostéo-arthropathie pneumique, avec leurs malléoles débordantes, l'intégrité du méta-tarse, l'hypertrophie des orteils, du gros orteil surtout, renflés en massue à leurs extrémités.

Le *parkinsonien* ne saurait non plus prêter à la confusion avec ses pieds raides, étendus et déviés en dedans en varus équin, avec les orteils relevés et recourbés en griffe.

2° Rhumatisme partiel. — Dans la deuxième forme clinique — dans le *rhumatisme chronique partiel* — la distinction peut devenir assez

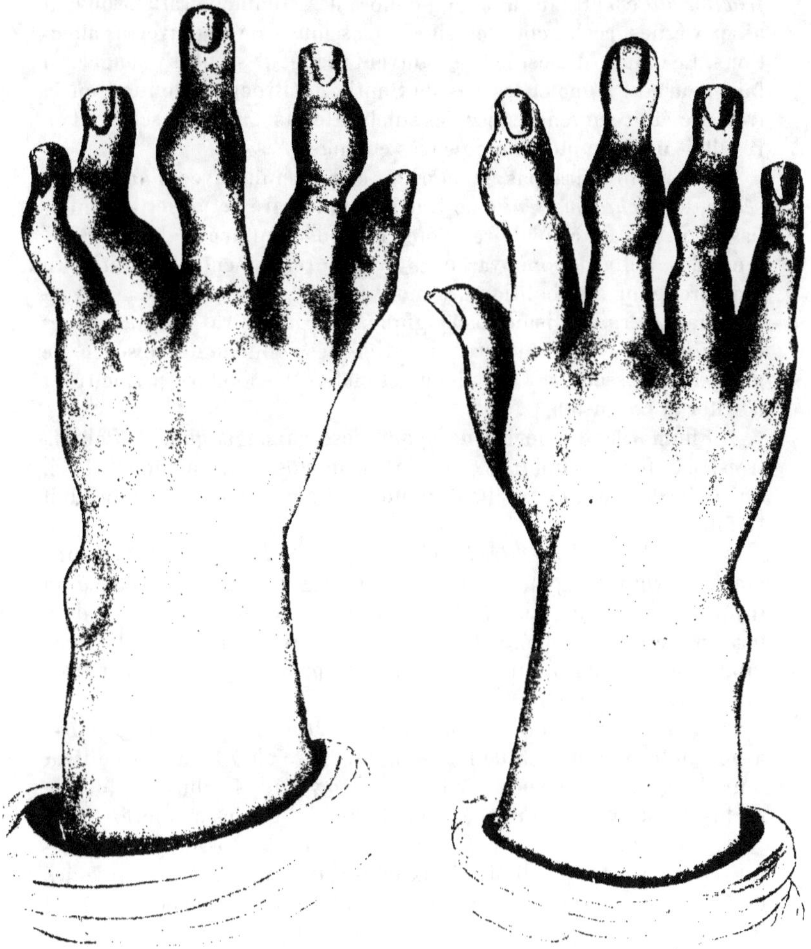

Fig. 15 et 16. — Ces deux figures sont la reproduction par le dessin des deux mains d'un goutteux de notre service, atteint de magnifiques tophus des deux coudes, et dont les doigts ont des déformations qui pourraient donner le change avec le rhumatisme chronique ; elles s'en distinguent toutefois en ce que certaines d'entre elles siègent en dehors de l'articulation, le long de la phalangette des deux index. (A l'époque où ce malade a été observé, la radiographie n'existait pas.)

délicate. Siège-t-il au genou? on peut songer à l'*arthropathie ataxique*. En dehors du début instantané et de la marche rapide, de l'indolence absolue, de cette laxité extrême des ligaments qui donne au membre la mobilité d'un membre de polichinelle, on a les signes classiques du tabes.

A la hanche, ce sont des affections chirurgicales qui peuvent surtout donner le change : la *coxalgie*, la *luxation de la hanche*, la *fracture du col*. Il faut alors, en dehors des commémoratifs, souvent assez vagues, rechercher les signes classiques de ces diverses affections. Le diagnostic est le plus souvent facile, il suffit d'y songer. Il faut pourtant signaler les cas de Smith, de Broca et Routier, où la fracture était survenue chez des sujets atteints d'arthrite sèche ; il en résultait une symptomatologie très complexe.

On ne confondra pas le morbus coxæ senilis avec l'*arthrocace sénile*, le *rachitisme sénile* de Hattier, où la raréfaction et le ramollissement des os articulaires donnent, sous l'influence de la pesanteur, des déformations variables (raccourcissement, déviation du membre, gêne ou abolition des mouvements).

Pour le rhumatisme ostéalgique, on songera aux *exostoses syphilitiques*, mais, malgré l'identité des douleurs, l'absence de gonflement osseux et l'impuissance relative de l'iodure permettront d'éviter la confusion.

3° **Rhumatisme à forme de spondylose rhizomélique.** — Pour la troisième forme clinique, pour la spondylose rhizomélique, Léri, qui en a donné une excellente étude, estime que le diagnostic doit se faire :

1° Avec la *cyphose hérédo-traumatique de Betcherew* : c'est une maladie primitivement locale, qui naît sous l'influence directe d'un traumatisme de la colonne et ne se propage qu'à la faveur d'un terrain préparé par l'hérédité. L'ankylose y est moins généralisée ; la gibbosité est plus limitée, il n'y a pas de propagation aux membres inférieurs ni supérieurs.

2° Dans la *duplicature champêtre de Marie*, il y a une cyphose avec soudure en flexion de la région lombaire chez les vieux cultivateurs longtemps courbés sur le sol : il n'y a ni soudure de tout le rachis, ni ankylose prononcée dans l'articulation des membres.

3° Dans la *maladie de Paget*, l'hypertrophie osseuse est généralisée ; elle n'est pas limitée aux têtes articulaires : la diaphyse des os longs est augmentée de volume ; le crâne est hypertrophié ; il n'y a qu'une pseudo-ankylose par contact anormal des surfaces voisines, et il existe enfin cette déformation typique des fémurs et des tibias donnant à l'entre-cuisse et à l'entre-jambe réunis au niveau des genoux la forme d'un huit de chiffre comme l'indique Léri.

4° Avec la *myosite ossifiante de Weil et Nissim* qui peut provoquer une ankylose comparable à celle de la spondylose rhizomélique, mais où on retrouve toujours des masses, des lames, des travées osseuses, disséminées au hasard dans les muscles divers, au voisinage des parties ankylosées.

5° Avec l'*ostéomalacie* où les déformations peuvent être analogues, mais où la colonne vertébrale ne s'ankylose pas, où les membres ne se soudent pas; la maladie d'ailleurs n'existe guère que chez la femme, au lieu d'être l'apanage de l'homme.

6° Dans les cas rares où la spondylose rhizomélique serait limitée à la partie cervicale de la colonne et aux épaules, on aurait à éliminer la *pachyméningite cervicale hypertrophique* et le *mal de Pott syphilitique*; mais ces derniers diagnostics ne présentent pas de difficultés.

Diagnostic de la forme de rhumatisme. — Ce premier diagnostic étant établi, le rhumatisme étant reconnu, quelles que soient son allure et sa modalité clinique, il reste à savoir quelle est la forme à laquelle on a affaire; et on comprendra l'importance de cette détermination, puisque c'est elle qui commande le pronostic, qui permet de prévoir les complications et qui surtout doit guider le traitement.

Pour cela, tout d'abord, il faut interroger l'étiologie. Tous les malades accuseront l'influence du froid humide. Il faut, pour qu'il s'agisse d'un vrai rhumatisme progressif, que cette influence soit *exclusive*. Il faut qu'on ne retrouve aucune infection récente ni ancienne possible à incriminer, ni poussée de rhumatisme articulaire aigu, ni tuberculose, ni blennorragie, ni syphilis, ni scarlatine. Il faut même que les antécédents du malade ne permettent pas d'incriminer la transmission d'une tuberculose ancestrale. Enfin il faut qu'il n'y ait ni arthritisme constitué, ni dyscrasie acide capable de l'engendrer. A l'inverse de la goutte articulaire, le rhumatisme goutteux n'est pas l'apanage exclusif d'une classe sociale privilégiée, c'est une maladie qu'on voit à l'hôpital ; mais on trouve alors une dilatation de l'estomac de date ancienne, une néphrite ou une maladie du foie, capables de l'engendrer. Ce n'est qu'après avoir épuisé toutes les infections et toutes les dyscrasies qu'on songera vraiment à incriminer le froid humide et à classer le rhumatisme dans notre première catégorie.

L'âge d'ailleurs a son importance. S'agit-il de jeunes gens et surtout d'enfants ? Toutes les probabilités sont pour le rhumatisme d'infection.

C'est le rhumatisme progressif vrai qu'on observe surtout chez les vieillards.

Le rhumatisme goutteux est une maladie de l'âge moyen de la vie.

Bien que les trois formes cliniques, la polyarthrite déformante, le rhumatisme partiel, la spondylose rhizomélique, se trouvent dans chaque espèce, leur physionomie, sans doute très semblable, n'est pourtant pas absolument identique.

Le début est plus brusque, plus aigu, la marche plus saccadée, les rémissions sont plus complètes et plus longues dans le rhumatisme d'infection, et plus encore dans le rhumatisme goutteux.

La vraie marche progressive, implacable, sans atténuation possible, est dévolue au rhumatisme progressif vrai.

De même la symétrie des lésions, qui peut se trouver partout, est plus complète, plus absolue, plus stricte, dans cette première forme.

On trouve dans les rhumatismes d'infection une série de signes différentiels.

Dans le rhumatisme chronique d'origine rhumatismale, ce sont les poussées de rhumatisme articulaire aigu antérieures ou intercurrentes, c'est la forme fibreuse à allure si spéciale, ce sont les angines, les endocardites, surtout mitrales, les péricardites, les pleurésies.

Dans le rhumatisme tuberculeux, ce sont les lésions pulmonaires coexistantes, à évolution lente et torpide, ce sont des adénopathies, une vieille tumeur blanche.

Dans le rhumatisme blennorragique, ce sont les synovites tendineuses surajoutées, la talonite, ce sont les localisations si fréquentes sur les articulations temporo-maxillaires ou sterno-claviculaires.

Dans le rhumatisme syphilitique, c'est le caractère nocturne des douleurs, leur siège sur les os longs.

La différenciation est plus aisée encore pour le rhumatisme goutteux, où, en dehors de tous les signes de l'arthritisme, de la coexistence d'une dermatose, de migraine, de gravelle, de diabète ou d'obésité, on a, avec les nodosités d'Heberden, la camptodactylie, la rétraction de l'aponévrose palmaire, des manifestations qui sont la vraie signature d'une origine dyscrasique.

Enfin, si le diagnostic reste hésitant, on s'aidera d'autres moyens.

Le séro-diagnostic tuberculeux, la formule cytologique des liquides épanchés, les injections de tuberculine, bien que ce moyen ne nous paraisse pas inoffensif.

On cherchera la goutte urétrale ou les stigmates cutanés ou ganglionnaires de la syphilis.

On examinera le sang : on y trouvera l'éosinophilie chez les goutteux.

On analysera les urines : un taux élevé d'urée ne se rencontrera que chez les arthritiques ; une hypophosphaturie prononcée plaidera en faveur du rhumatisme chronique vrai.

On explorera les réflexes, généralement exagérés dans le rhumatisme goutteux, plus souvent diminués dans le rhumatisme trophonévrotique.

On prendra la tension artérielle : il n'y a d'hypertension que dans le rhumatisme goutteux ; on ne saurait songer au rhumatisme progressif vrai et surtout au rhumatisme tuberculeux qu'avec une tension basse.

Enfin, au besoin, on placera un vésicatoire, pour chercher dans sa sérosité, soit la réaction de la tuberculine, soit la présence de l'acide oxalique.

On se rappellera aussi que, non seulement à la radiographie mais au simple examen à l'écran, on peut différencier de toute autre forme les rhumatismes goutteux (fig. 17 et 18).

Nous mettons encore en regard ici deux épreuves radiographiques accentuant les caractères différentiels du rhumatisme chronique déformant et du rhumatisme goutteux sur lesquels nous avons longuement insisté.

Si on arrive à une période avancée de la maladie, le diagnostic sera moins utile, mais il sera rendu plus facile par l'évolution.

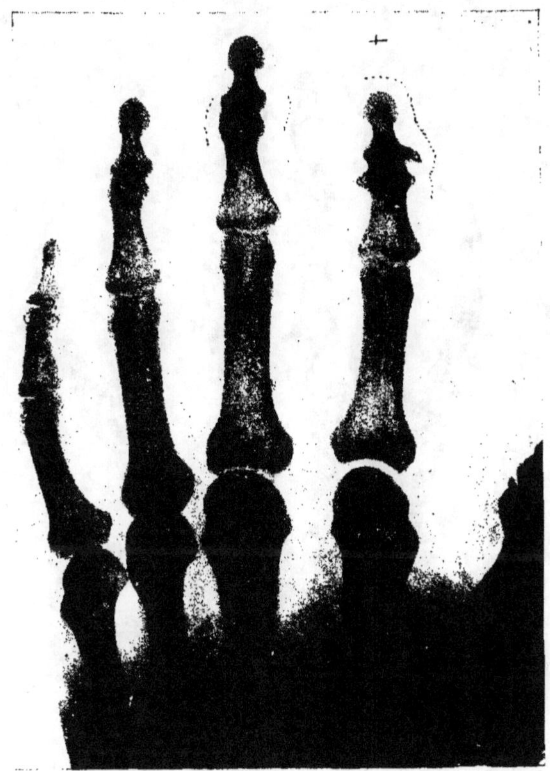

Fig. 17. — Rhumatisme goutteux. Les espaces interarticulaires sont clairs, nettement dessinés et indiquent la conservation du cartilage, même au niveau des points déformés. Les nodosités sont constituées par des taches uratiques, blanchâtres, imperméables aux rayons (elles sont circonscrites par des lignes pointillées).

La tuberculose terminera le plus souvent le rhumatisme chronique progressif vrai, mais ce sera une poussée ultime de tuberculose aiguë ou subaiguë, sans rapport avec les formes fibreuses qu'on voit le plus souvent au cours du rhumatisme tuberculeux proprement dit.

L'aortite des goutteux, leur néphrite vasculaire, leur rein de Todd, sont sans rapport avec les cardiopathies mitrales de la septicémie rhumatismale, ni avec les congestions rénales de leurs périodes asystoliques.

A toutes les périodes donc, en interrogeant les antécédents héréditaires ou personnels, en tenant compte de l'âge du sujet, du mode
de début des accidents, de leur marche, de leur évolution, de leur
physionomie clinique, de leurs complications et de leurs terminaisons ; à toutes les périodes on pourra établir le diagnostic de la forme

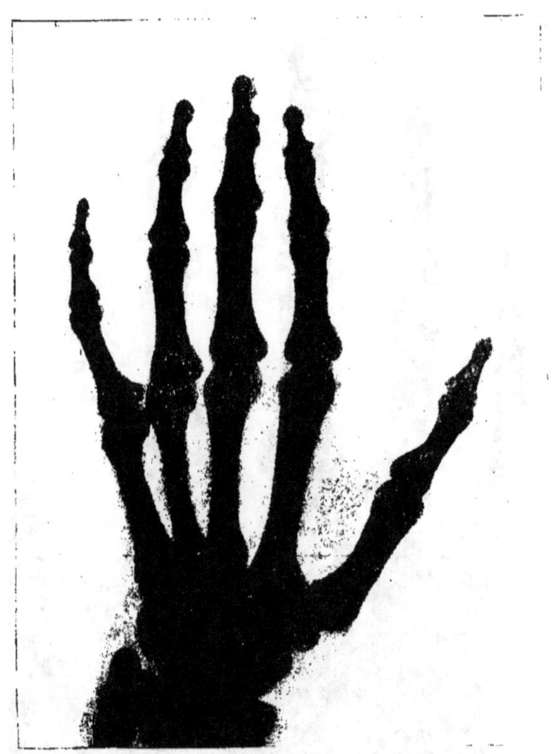

Fig. 18. — Rhumatisme chronique déformant. Au niveau des nodosités, les têtes
osseuses résorbées sont moins saillantes : de même au niveau du carpe, les espaces
clairs linéaires répondant à la présence du cartilage articulaire ont disparu,
attestant la destruction de ces cartilages.

de rhumatisme chronique à laquelle on a affaire, et cette constatation
dictera le pronostic et commandera le traitement.

PRONOSTIC DES RHUMATISMES CHRONIQUES. — Le pronostic
est toujours grave, mais varie suivant les formes. C'est la trophonévrose infectieuse ou toxique qui a le pronostic le plus sombre. Elle
peut s'amender quelquefois, surtout chez les jeunes sujets. Mais il
est rare qu'elle guérisse : c'est une maladie incurable et cachecti-
sante.

Parmi les pseudo-rhumatismes chroniques d'infection, celui qui succède au rhumatisme articulaire aigu est le plus bénin si on ne tient compte que des arthropathies, sa gravité ne dépendant que de ses complications cardiaques. Il disparaît au bout d'un certain temps spontanément, ou sous les efforts de la thérapeutique. Mais il persiste souvent quelque reliquat des complications cardio-vasculaires.

Le rhumatisme tuberculeux ne répond bien souvent qu'à des formes inflammatoires peu virulentes de la tuberculose ; et les déterminations pulmonaires concomitantes du bacille de Koch tendent à évoluer lentement vers la sclérose.

Le rhumatisme blennorragique ne met pas la vie du malade en danger, mais crée des ankyloses, rapides et définitives, engendrant ainsi des infirmités irrémédiables.

Le rhumatisme goutteux enfin et les divers rhumatismes dyscrasiques toxiques secondaires comportent un pronostic intermédiaire, comme gravité, aux formes précédentes. Le plus souvent les douleurs sont moins vives, les impotences fonctionnelles moins complètes que dans le rhumatisme chronique trophonévrotique, mais les arthrites créées sont plus persistantes que celles qui succèdent au rhumatisme articulaire aigu, et on ne peut espérer leur amélioration qu'en modifiant la dyscrasie ou l'auto-intoxication qui les a engendrées.

TRAITEMENT DES RHUMATISMES CHRONIQUES. — Le traitement doit avoir comme base essentielle les notions pathogéniques sur lesquelles nous avons insisté, et se régler sur la nature même comme sur l'évolution des différentes modalités cliniques que nous avons établies.

Rhumatisme noueux d'ordre trophonévrotique. — Étant pour nous une affection d'origine infectieuse où les phénomènes d'irritation méningo-spinale jouent très vraisemblablement un rôle dans la production des arthropathies, il nécessitera, à côté de la *révulsion locale* dirigée contre les manifestations articulaires et les périarthrites ou les névrites concomitantes, la *révulsion systématiquement faite le long du rachis* soit à l'aide d'applications répétées de teinture d'iode, soit avec des pointes de feu. S'il existe en même temps des phénomènes particulièrement douloureux, on pourra recourir à des pulvérisations superficielles avec le siphon au chlorure de méthyle ou aux badigeonnages à l'essence de Wintergreen.

Les mêmes moyens devront être employés contre les fluxions articulaires ; on y ajoutera, suivant les cas, l'emploi des *sudations locales* à l'aide de la pommade à la pilocarpine ou bien l'enveloppement avec le coton au jaborandi, procédé qui aura l'avantage de lutter contre les raideurs spasmodiques et de produire l'assouplissement des parties. Nous recommandons ici tout particulièrement l'emploi des applications de pommades au *dermatol*. Outre son action vaso-constrictive bien propre à modérer les fluxions périarticulaires, le dermatol (gallate de bismuth), étudié par Wagner et vulgarisé par l'un de nous et par A. Bonnard, a des propriétés sédatives spéciales et modératrices de la douleur. Un mélange à 4, à 5 pour 20 de vaseline suffit en général pour obtenir l'effet cherché, à condition qu'on recouvre la région fluxionnée un peu hermétiquement avec de l'ouate, et que l'on poursuive les applications avec quelque persévérance. Toutefois, dans les cas de poussées subaiguës nettement inflammatoires, il ne faut pas hésiter à recourir au vésicatoire volant.

A ces agents susceptibles de réaliser la *résolution locale* ou partielle, il est indispensable d'ajouter des médicaments capables d'une action résolutive plus générale : ici les iodures occupent le premier rang. L'iodure de potassium sera administré avec persévérance pendant de longs mois consécutifs, à la dose modérée de 40 à 60 centigrammes par jour, et encore en ayant soin de ne pas prolonger son emploi au delà de quinze à vingt jours par mois. Chez certains malades, l'iodure de lithine semble avoir une action plus efficace, et nous avons vu un certain nombre de nos vieux rhumatisants cloués au lit depuis des années, recouvrer au bout de quinze à dix-huit mois, avec l'administration quotidienne de ce sel à la dose maxima de 50 centigrammes, l'usage relatif de leurs membres. Toutefois, pour être bien toléré par l'estomac, l'iodure de lithine doit être de *préparation déjà ancienne* et le mieux est de le dissoudre dans une certaine quantité d'eau alcaline gazeuse et d'absorber la dose prescrite en deux ou trois fois, une heure avant de manger. Dans les périodes intercalaires on pourra conseiller, pendant quinze ou vingt jours par mois régulièrement, l'usage de la liqueur de Pierlot au valérianate d'ammoniaque dont les avantages conformément à la pratique de Potain sont incontestables : en entretenant le bon fonctionnement de la peau, ce médicament provoque l'élimination des germes ou substances toxiques qui tiennent le rhumatisme chronique sous leur dépendance ; il modère la douleur, favorise l'assouplissement, et restreint les poussées spasmodiques qui contribuent à la production des déformations.

Mais il se peut que les phénomènes douloureux revêtent une forme névralgique rebelle : dans ce cas les préparations de bromure, l'antipyrine pure ou associée à la quinine, quelquefois le pyramidon, mais surtout l'aspirine, ou enfin les opiacés, comme la poudre de Dower, trouveront leur indication.

On devra tenir compte encore des *localisations différentes de l'arthrite*, certaines déterminations pouvant entraîner des troubles fonctionnels particuliers ou certaines impotences exigeant des médications appropriées. C'est ainsi que les formes *vertébrales localisées à la région cervicale* sont susceptibles de provoquer des symptômes cardiaques ou gastralgiques qui pourront être combattus utilement par les antispasmodiques, le bromure, le chloral ou les alcalins à hautes doses, suivant le degré des palpitations ou de l'hyperchlorhydrie consécutive.

Le *type évolutif de l'arthrite* sera aussi pris en considération, et les formes à tendance *ankylosante* particulièrement surveillées. Il ne semble pas que le traitement chirurgical ait donné jusqu'ici des résultats très appréciables; nous avons même vu des malades ayant subi la résection du genou, et chez lesquels de nouvelles productions ostéophytiques avaient entraîné à nouveau l'impotence définitive du membre réséqué. Mais il n'est pas impossible que l'avenir ne mette entre nos mains des moyens médicaux propres à enrayer la production de ces ostéophytes ou même à faciliter la résorption des productions osseuses néoformées. Certains acides forts seraient peut-être susceptibles de faciliter la *décalcification* des ligaments incrustés. M. Claisse vient précisément de rapporter une très intéressante observation d'assouplissement d'une colonne vertébrale en voie de spondylose sous l'influence de l'acide phosphorique. Il n'est pas impossible non plus que, étant donnée l'origine trophonévrotique des arthropathies noueuses, l'injection de certains sérums immunisants (tétanique, diphtérique ou autre) soit capable, en donnant à la nutrition une orientation nouvelle, de modifier puissamment la réaction vitale de l'arthrite; c'est un essai que nous avons conseillé plusieurs fois; l'un de nous a même vu des manifestations arthritiques tenaces s'amender à la suite d'une injection de sérum antitétanique et le D⁰ Blanc (d'Aix-les-Bains) vient précisément de publier des observations de rhumatisme chronique très amélioré par des injections de sérum antidiphtérique.

Certaines médications d'ordre plus général trouvent parfois à être utilement appliquées : tels surtout le massage, l'électricité et les eaux thermales. Le *massage* sera pratiqué avec douceur et modération, soit comme stimulant général de la nutrition, soit comme résolutif local; les frictions trop énergiques réveillent les douleurs et provoquent fréquemment de nouvelles poussées. La mobilisation brusque de l'articulation ne doit être réalisée que dans des cas bien déterminés et voulus, lorsqu'il s'agit de prévenir une ankylose menaçante, et exécutée seulement par le médecin ou sous son contrôle. L'électricité sera utilisée soit sous forme de courants interrompus, soit à l'aide de la galvanisation ; avec des *courants faradiques* on luttera contre les atrophies des muscles périarticulaires et contre les tendances déformantes par la mise en jeu répétée des antagonistes; mais on procédera avec prudence, surtout si l'on soupçonne des névrites périphériques et des myosites concomitantes. Avec le courant de pile d'autre part (courant galvanique) on combattra les troubles trophonévrotiques d'ordre spécial qui constituent l'essence même de la maladie. A cet effet on utilisera surtout le pôle positif dont l'*action anémiante locale* sera favorable à la restriction des phénomènes congestifs, en même temps qu'il pourra réduire la douleur d'une façon très appréciable.

Les eaux minérales dans le rhumatisme chronique progressif agissent surtout par la *thermalité*, d'où la possibilité de retirer des effets utiles d'un grand nombre de sources. Les eaux thermales salines ou sulfureuses ont été surtout recommandées ; en France, et au premier rang, Aix, Luchon, Bagnères-de-Bigorre, Barèges, Bourbon-l'Archambault, Néris, Plombières, Royat, etc. Le choix de la station est loin pourtant d'être indifférent ; on se souviendra surtout que les malades affectés de rhumatisme noueux ont de l'irritation méningo-spinale et, si l'état local ne nécessite pas d'indications spéciales de massage ou des douches particulièrement bien agencées dans tel ou tel établissement, on donnera la préférence aux eaux plus sédatives de Néris, de Plombières, de Luxeuil, de Baden en Suisse, sur les eaux plus excitantes des thermes sulfureux. Nous rappellerons toutefois que Gueneau de Mussy prescrivait particulièrement en pareil cas les eaux de la Bourboule dont l'action sur la nutrition générale ne saurait être niée. Avec les notions nouvelles qui tendent à se répandre sur les relations intimes du rhumatisme chronique avec la tuberculose, l'efficacité des eaux arsenicales fortes est d'autant mieux explicable. Nous en avons retiré nous-mêmes de très bons effets.

Cette conception étiologique qui impose une surveillance particulièrement minutieuse de l'état des voies respiratoires nécessitera la prescription d'une médication spéciale et une alimentation plus particulièrement reconstituante (arsenicaux, hypophosphites, etc.), au moindre signe de détermination pulmonaire ou d'altération de l'état général. Mais on n'oubliera pas que, si le rhumatisme noueux a une tendance évolutive *spontanée* vers la tuberculose, il s'achemine aussi et presque aussi fréquemment vers le mal de Bright. Donc, tout en conseillant la suralimentation, on procédera avec prudence, en ayant soin d'éviter l'excès des aliments azotés et l'alcool dont l'action irritante sur le rein ne serait pas sans inconvénient.

Enfin, il va de soi que des mesures prophylactiques sévères devront être imposées pour éviter l'action nocive du refroidissement : l'enveloppement des articulations compromises avec de la laine ou de la flanelle, le choix d'une habitation saine ou ensoleillée, si possible le séjour dans un climat sec et chaud pendant l'hiver.

Pseudo-rhumatisme chronique post-infectieux. — Rhumatisme articulaire aigu. — Rhumatisme blennorragique ou autre passé à l'état chronique. — Le traitement pathogénique n'a pas ici toute l'influence qu'on serait enclin de lui attribuer. Il doit être tenté cependant lorsqu'il s'agit d'arthrites chroniques succédant à l'infection rhumatismale aiguë ou subaiguë, car dans un certain nombre de cas le salicylate de soude a donné de bons résultats. Le médicament doit être administré soit à l'intérieur, soit sous forme d'*injections sous-cutanées* suivant la pratique récemment recommandée par Ch. Bouchard ; son action trouvera parfois des adjuvants utiles dans l'usage des préparations d'iodure, de valérianate d'ammoniaque ou de l'antipyrine qui ont ici souvent et concurremment leur indication. Le rhumatisme fibreux est plus que les autres formes favorablement impressionné par la médication salicylée.

Quant au rhumatisme blennorragique, il n'est guère influencé par le traitement de l'urétrite gonococcienne. Les déterminations articulaires de l'infection, qu'elles relèvent de l'action du gonocoque ou des bacilles associés, ne répondent pas aux influences des médications générales; et c'est la *détermination locale* avec ses tendances si remarquables à l'ankylose qui doit être l'objet de toute la sollicitude du médecin. A cet égard c'est la révulsion avec mobilisation rationnelle de l'article qui constitue encore le moyen le plus sûr pour combattre les chances d'ankylose. Tout récemment encore M. Queyrat a recommandé de faire précéder de la *ponction de l'article* l'application de pointes de feu et la mobilisation brutale de la jointure.

Ce n'est pas à dire pour cela qu'il faille abandonner toute médication interne : les alcalins, l'arsenic, l'iodure de potassium ou de lithine pourront encore rendre des services. L'acide phosphorique, dont nous avons déjà signalé l'*action décalcifiante*, trouvera là aussi son indication. Il en est de même des moyens généraux que nous avons recommandés par ailleurs : massage, bains d'air chaud, mécanothérapie, et qui, suivant les cas spéciaux, auront leurs indications particulières.

On n'oubliera pas enfin que seules ces formes du rhumatisme chronique exposent aux complications viscérales, à celles surtout qui touchent l'endocarde. Le *cœur* de pareils malades sera donc surveillé avec une scrupuleuse attention; et s'il survient des complications endocarditiques, on se souviendra que la cure de Bagnols de Lozère a bien des fois sous nos yeux favorisé la résorption des exsudats valvulaires, et combattu très efficacement les reliquats de ces poussées d'endocardite. Nauheim agirait dans le même sens. Quant aux cures thermales convenant plus particulièrement aux manifestations localisées (et indemnes de complications viscérales), ce sont les cures d'Aix, Bourbon-l'Archambault, La Motte (Isère) et les boues de Dax ou d'Acqui qui nous paraissent le mieux indiquées.

Rhumatisme goutteux. — Ici c'est la dyscrasie qui domine la scène : c'est donc contre les dispositions constitutionnelles et les tendances uricémiques qu'il faudra d'abord lutter. Les prescriptions diététiques tiendront en conséquence le premier rang. On évitera une alimentation trop azotée et l'usage des boissons alcooliques. L'alcool, qui ralentit les oxydations et tend à abaisser la température centrale, ou qui encore a une action irritative directe sur le foie, tend par contre à augmenter la production de l'acide urique et à accentuer la dyscrasie acide, source immédiate de ces manifestations arthritiques. D'autre part, en irritant le rein, l'alimentation carnée trop copieuse, comme les boissons fermentées, pousse à la production des lésions rénales glomérulaires auxquelles le rhumatisme goutteux aboutit si souvent. C'est pourquoi on restreindra chez ces malades l'usage du vin à la ration minima : on proscrira les vins liquoreux d'Espagne d'une teneur alcoolique élevée, et les vins trop stimulants de Bourgogne ou des côtes du Rhône, on interdira aussi les boissons fermentées, comme le champagne, le cidre, les bières dites *de Bavière*; on conseillera comme boisson ordinaire, soit un peu de vin rouge de Bordeaux fortement étendu d'eau, soit un tiers de verre de ces bières brunes peu alcoolisées et que la torréfaction de l'orge rend moins excitantes pour le rein (*stout*, bière de malt, etc.), que l'on coupera avec de l'eau et de préférence avec une eau alcaline légère (Evian, Vals-Saint-Jean, Pougues).

On proscrira l'usage excessif des viandes noires ou faisandées; on évitera les aliments acides (tomate, oseille, etc.), et l'on recommandera l'usage habituel du laitage et des légumes verts hachés et bien cuits.

L'usage habituel des condiments sera déconseillé, mais le citron est autorisé. Le citron systématiquement administré et à hautes doses est même recommandé par certains praticiens et surtout par les médecins anglais, comme un agent puissant contre la diathèse urique. Son mode d'action est encore mal déterminé; mais il n'est pas impossible qu'il agisse à la façon des citrates ou carbonates alcalins qui, en facilitant la production de combinaisons uratées plus solubles ou moins stables, favorisent l'élimination de l'acide urique ou empêchent sa précipitation au niveau des articulations. Mais pour obtenir pareil résultat, qui dans quelques cas n'est point discutable, il faut arriver aux chiffres très élevés et quotidiens de quinze à vingt citrons, ce que tous les estomacs ne sauraient tolérer.

Chez les malades dont la tendance à la néphrite interstitielle s'est déjà accentuée, on conseillera le lait en mangeant, l'usage plus habituel des œufs, des viandes blanches (porc frais et volaille, etc.), et l'on bannira de leur alimentation le bouillon gras et le poisson de mer dont les substances toxiques ou extractives auraient sur le processus rénal une fâcheuse influence.

L'hygiène de la peau aura aussi un rôle de premier ordre, aussi bien pour entretenir ou réveiller le fonctionnement régulier des actes nutritifs que pour faciliter l'élimination des substances anormales contenues dans le sang; un exercice méthodique qui n'ira pas jusqu'à la fatigue, de façon à ne pas susciter de nouvelles manifestations articulaires; à son défaut, des massages quotidiens, en tous cas, des frictions au gant de crin ou avec de la flanelle arrosée d'eau de Cologne ou de lavande devront être rigoureusement prescrites. Le séjour dans un climat sec, de préférence au voisinage de la mer, agira dans le même sens.

Les médications internes auront aussi leur indication formelle :

les alcalins (bicarbonate de soude ou carbonate de lithine) remplissent l'indication causale et visent la dyscrasie acide. Ils ne doivent pas être pris d'une façon continue; ils pourraient, à la longue, entraîner un certain degré d'anémie; ils pourront utilement être remplacés par périodes de dix ou quinze jours par les préparations de valérianate d'ammoniaque ou l'iodure qui agissent sur le fonctionnement de la peau ou exercent leur action résolutive. L'iodure sera donné de préférence sous forme d'iodure de sodium, car bon nombre de ces malades ont de la tendance à l'hypertension artérielle. Ces médicaments ont en outre l'avantage de calmer les poussées douloureuses; mais, à cet égard, si leur efficacité était en défaut, on pourrait y joindre l'usage de la quinine, de l'antipyrine, de l'aspirine ou de la poudre de Dower, et localement les applications de compresses au dermatol, dont maintes fois nous avons eu à nous louer.

On n'oubliera pas de surveiller soigneusement l'état du foie, du rein et du bulbe aortique, et de prescrire, s'il y a lieu, une médication appropriée, destinée à combattre soit la cholémie dont nous avons signalé déjà l'influence arthropathogène (suivant Gilbert et Lereboullet), soit l'inflammation de l'endartère, soit les accidents réflexes résultant de l'irritation voisine du plexus cardiaque (palpitations, vertiges, troubles gastriques, etc.).

La médication thermale rendra aussi des services; mais ici les eaux fortement minéralisées devront être tenues pour suspectes; les eaux arsenicales de la Bourboule, utiles parfois dans le traitement du rhumatisme noueux, ne seront pas conseillées : elles sont sujettes à produire des poussées congestives. Elles ne peuvent être autorisées que si le rhumatisme goutteux s'accompagne de troubles prononcés de la nutrition, comme la glycosurie avec albuminurie alternante, et une tendance marquée à l'anémie avec amoindrissement de l'état général. On se souviendra, avant de se déterminer, que le rhumatisant arthritique est le plus souvent d'une excitabilité très prononcée et que chez lui les tendances neurasthéniques sont fréquentes; aussi choisira-t-on de préférence les eaux sédatives de Néris, de Saint-Sauveur, de Plombières, de Luxeuil, de Bourbon-Lancy dont les propriétés radio-actives ont été aujourd'hui bien mises en lumière; en Suisse, de Baden ou de Ragatz; en Autriche, de Franzensbad. La Malou peut être plus spécialement indiqué s'il existe des signes marqués d'irritation dorso-spinale.

A défaut de cure thermale de formelle indication, les bains d'air sec surchauffé, à l'aide des appareils de Tallerman ou l'usage des boues d'Acqui ou de Dax rendent souvent de grands services. Il en sera de même du massage qui, associé à l'électrothérapie ou à la mécanothérapie faites de façon modérée et prudente, pourra agir tout à la fois sur l'arthrite chronique et sur la diathèse urique qui la tient sous sa dépendance.

TABLE DES MATIÈRES

1682-95. — CORBEIL, Imprimerie ÉD. CRÉTÉ.